Specht-Tomann · Tropper

Hilfreiche Gespräche und heilsame Berührungen im Pflegealltag

Springer

Berlin
Heidelberg
New York
Hongkong
London
Mailand
Paris
Tokio

Monika Specht-Tomann · Doris Tropper

Hilfreiche Gespräche und heilsame Berührungen im Pflegealltag

2. Auflage

Mit 51 Abbildungen, in 102 Teilabbildungen

Springer

Dr. Monika Specht-Tomann
Herdergasse 24
8010 Graz
Österreich
monika.specht-tomann@aon.at

Doris Tropper
Rosenberggürtel 26
8010 Graz
Österreich
tropper_doris@yahoo.de

ISBN 3-540-01364-4 Springer-Verlag Berlin Heidelberg New York
ISBN 3-540-66848-9, 1. Auflage, Springer-Verlag Berlin Heidelberg New York

Bibliografische Information Der Deutschen Bibliothek
Die Deutsche Bibliothek verzeichnet diese Publikation in der Deutschen Nationalbibliografie; detaillierte bibliografische Daten sind im Internet über <http://dnb.ddb.de> abrufbar.

Springer-Verlag ist ein Unternehmen der Fachverlagsgruppe BertelsmannSpringer.

Planung: Ulrike Hartmann
Lektorat: Barbara Lengricht
Herstellung: PRO EDIT GmbH, Heidelberg
Satzherstellung: Hagedorn Kommunikation, Viernheim
Umschlaggestaltung: deblik Berlin
Layout: deblik Berlin
Gedruckt auf säurefreiem Papier 22/3160/ML 5 4 3 2 1 0

Den Menschen, die uns erlaubt haben, Ausschnitte ihres Lebens in Bildern einzufangen:

Alissa, Babsi, Elisabeth, Emmi, Evelyn, Felix, Friederike, Gerlinde, Hanna, Hannah, Hannelore, Hans-Georg, Inge, Julia, Käthi, Leon, Lilli, Luis, Maximilian, Rita, Sarah, Victor, Wally und Werner

Vorwort der 2. Auflage

Wir freuen uns, dass wir mit diesem Buch so vielen Menschen wichtige Impulse für ihre Arbeit, aber auch für die Bewältigung von oftmals schwierigen Lebenssituationen geben konnten. Die positiven Rückmeldungen machen uns Mut, unseren Weg fortzusetzen und das breite Thema „Kommunikation als Heilkraft" in zahlreiche Ausbildungen, Seminare, Einzelbegleitungen und nicht zuletzt in den so wichtigen Palliative-Care-Bereich einzubringen.

Wir möchten uns bei Krankenschwestern und Pflegern, Ärzten und all jenen Menschen bedanken, die uns ihre Erfahrungen im Umgang mit unseren Arbeitsvorschlägen und Impulsen mitgeteilt haben. Ihre praxisnahen Berichte und Anregungen haben unsere Arbeit nachhaltig bereichert.

Dem Team um unsere Lektorin Ulrike Hartmann ein herzliches Danke für die Realisierung dieser 2. Auflage.

Wir wünschen allen Leserinnen und Lesern viele „hilfreiche Gespräche und heilsame Berührungen"!

Graz, Sommer 2003 **M. Specht-Tomann, D. Topper**

Vorwort der 1. Auflage

Kommunikation als Heilkraft – das ist das Thema des vorliegenden Buches. Dabei wird der Versuch unternommen, die positiven Auswirkungen von *Gesprächen* und *Berührung* sowohl im Leben gesunder als auch im Leben kranker Menschen aufzuzeigen. Die Idee, nonverbale und verbale Kommunikationselemente gleichwertig zu bertrachten, entstand durch unsere langjährige Aus- und Fortbildungstätigkeit mit professionellen Helfern und Helferinnen, aber auch durch die intensive Begleitung kranker Menschen. Gerade Angehörige der Pflegeberufe haben uns immer wieder auf ihre Defizite im Umgang mit nonverbaler Kommunikation und ihre Unsicherheit bei Gesprächen am Krankenbett hingewiesen. Patienten hingegen brachten uns nahe, wie sehr behutsame Berührungen und gute Gespräche zu einem „Heilmittel" werden können.

Unser Motiv, dieses Buch zu schreiben, bestand darin, in anschaulicher und gut verständlicher Sprache Pflegepersonen die positiven Auswirkungen eines guten *Gesprächs* und achtsamer *Berührung* in der Betreuung von Menschen zu vermitteln. Ausgehend von den Wurzeln menschlicher Kommunikationsfähigkeit in der frühen Kindheit wird im vorliegenden Buch ein weiter Bogen gespannt hin zu den Kontaktmöglichkeiten im Umgang mit kranken, alten und sterbenden Menschen. Voraussetzungen für ein gutes Gespräch, Hinweise für eine einfühlsame Gesprächsführung in schwierigen Lebenssituationen werden ebenso praxisnah dargestellt wie die Bedeutung von Mimik, Gestik und sanfter Berührung.

Wir wollen mit diesem Buch daran erinnern, welche Heilkräfte und Heilmöglichkeiten in jedem Menschen schlummern und für den Pflegealltag aktiviert werden können. Theoretische Modelle werden hinsichtlich ihrer Praxisrelevanz beleuchtet und so dargestellt, dass die Leser eine Fülle von Impulsen für den zwischenmenschlichen Umgang im Allgemeinen und für die Berufspraxis im Besonderen erhalten.

Als Besonderheit sind die einprägsamen Fotos hervorzuheben, die den Aspekt der Berührung auf vielfältige Weise darstellen. Sie bieten konkrete Hinweise und dienen als Impuls, die kreativen Fähigkeiten im Bereich der Kommunikation mit Menschen verschiedenster Altersgruppen und Lebenssituationen zu entdecken. Schließlich laden wir durch eine Auswahl von Fallbeispielen und literarischen Texten zu einer gedanklichen Reise in das Land der Kommunikation ein.

Bedanken möchten wir uns für die zahlreichen Anregungen der Seminarteilnehmer und -teilnehmerinnen und die konstruktiven Gespräche im kollegialen Kreis, sowie die wertvollen Impulse und den fruchtbaren Gedankenaustausch mit unserer langjährigen, lieben Freundin und Lehrerin Miriam Goldberg, die leider im Februar 2000 verstorben ist. Unserer Lektorin Ulrike Hartmann und ihrem Team danken wir für die Realisierung dieses Projektes, Elisabeth Tropper für die Erstellung fast aller Grafiken. Dank gebührt auch jenen Menschen, die unsere fotografische Arbeit ermöglicht haben und denen dieses Buch gewidmet ist.

Unser besonderer Dank gilt jedoch unseren Lebenspartnern und Kindern, die unsere Arbeit mit großer Geduld und tatkräftiger Unterstützung begleitet haben!

Graz, im Frühjahr 2000 **M. Specht-Tomann, D. Topper**

Inhaltsverzeichnis

Einführende Gedanken

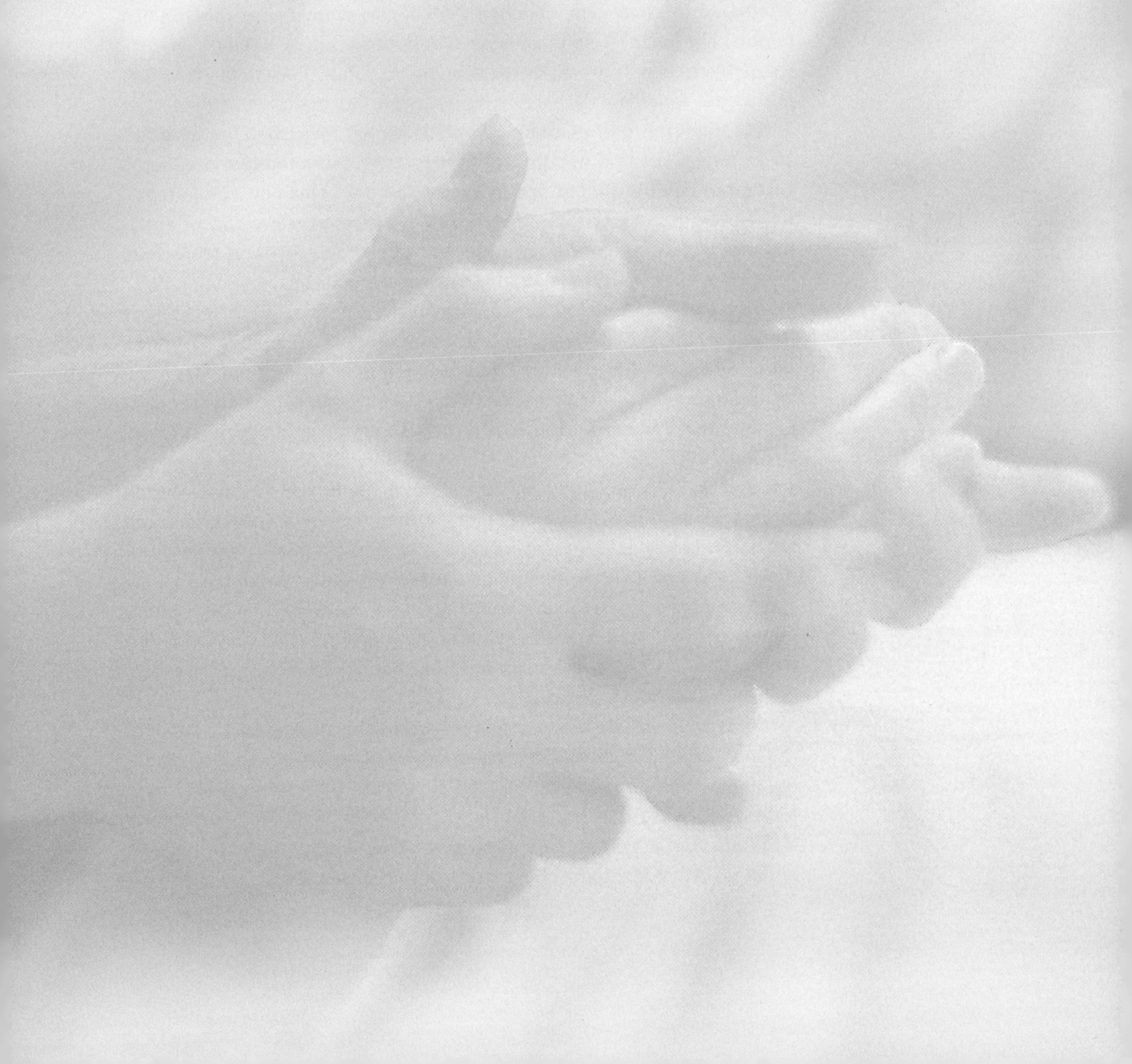

1

Das Thema Kommunikation liegt im Trend der Zeit. Kommunikation ist „in". Dies wird uns täglich bewusst, wenn wir die Werbeseiten der Zeitungen und Zeitschriften durchsehen oder die Werbeeinschaltungen am Fernsehschirm verfolgen. Da werden Geräte angepriesen, die im Bereich der Kommunikation vieles möglich machen – rascher, kürzer, ohne großen Aufwand oder persönlichen Einsatz. Die Explosion am Markt kommunikationstechnischer Geräte ist enorm. Ein Hightech-Gerät wird schon rasch von einem anderen abgelöst.
Es wird möglich,

- in allerkürzester Zeit mit Menschen aller Kontinente in Kontakt zu treten,
- eine Unsumme an Informationen per Knopfdruck einzuholen,
- rund um die Uhr an allen Orten der Welt erreichbar zu sein, Nachrichten zu hinterlassen, Bestellungen aufzugeben, usw.

Wir leben in einer temporeichen Zeit! Vieles kann heute durch einen Impuls, ein kurzes Telefonat, eine Computernachricht erledigt werden, wozu Menschen früherer Generationen oft lange Reisen machen und mühsame Wege auf sich nehmen mussten. So manches äußere oder innere Hindernis galt es zu überwinden, um mit Menschen ins Gespräch zu kommen. Heute scheint es leichter zu sein, die inneren und äußeren Distanzen zu überwinden und in kurzer Zeit über eine Flut von Informationen und Kontakten zu verfügen. Andere Formen menschlicher Beziehungen treten in den Vordergrund, der direkte „Draht" von Mensch zu Mensch spielt scheinbar eine untergeordnete Rolle.
In dem Maße, in dem zwischenmenschliche Kontakte über technische Hilfsmittel abgewickelt werden, tritt das unmittelbare Erleben von Kommunikation, von Gespräch und Berührung in den Hintergrund. Das Kommunizieren mit Hilfe technischer Geräte hat den Stellenwert eines ganz bestimmten Teilaspektes menschlicher Kommunikation unterstrichen. Der Fokus liegt im sprachlichen (verbalen) Bereich, oft auch in einer verschriftlichten Form. Durch die Zwischenschaltung der Technik werden andere wesentliche Teilbereiche der Kommunikation ausgefiltert und können nicht oder nur noch in verzerrter Weise wirksam werden. Der gewaltigen Expansion kommunikativer Möglichkeiten durch die Technik steht eine ganz spezielle Einschränkung in der menschlichen Begegnung gegenüber. Wie sehr sich diese Einschränkungen auf das Leben, das Verhalten und das tägliche Miteinander der Menschen auswirken werden, bleibt abzuwarten.
Jemandem direkt zu begegnen, von Angesicht zu Angesicht mit ihm reden oder schweigen zu können, wird jedoch immer ein anderes Erlebnis sein als die Kommunikation via Fernsehschirm, Telefon, E-Mail usw. Jeder weiß, wie gut es sein kann, im richtigen Moment eine beruhigende Hand auf den Schultern zu spüren oder einen aufmunternden Blick zu erhalten. Auch ein gutes Gespräch zum richtigen Zeitpunkt kann oft

wie ein kleines Wunder wirken, kann Wege aufzeigen, aus Schwierigkeiten herauszukommen, kann in chaotischen Situationen Strukturhilfen geben oder positive Ereignisse erst richtig zur Entfaltung kommen lassen. Wenn wir uns im vorliegenden Buch mit der Heilkraft der Kommunikation beschäftigen, so wenden wir uns ganz bewusst den vordergründig weniger spektakulären, sanfteren, stilleren Formen menschlicher Ausdrucks- und Austauschmöglichkeiten zu. Dies geschieht nicht nur aus einem theoretischen Blickwinkel heraus, sondern bezieht zahlreiche Erfahrungen mit Menschen, die wir in schwierigen Lebenssituationen begleiten durften und begleiten, mit ein. Durch Krankheit eingeschränkt, durch Behinderung reduziert, durch Krisen gelähmt, brauchen diese Menschen mehr als alles andere Begleiter, die in der Lage sind, einen direkten Kontakt herzustellen, die sich mitteilen können, die eine Beziehung aufbauen können, die ein inneres Wissen um die Bedeutung von Kommunikation in ganz umfassender Weise mitbringen.

Krankheiten sind Ausnahmesituationen im Leben eines Menschen. Dasselbe gilt für einschneidende Ereignisse, für Prozesse des inneren und äußeren Wandels. In solchen Lebensabschnitten kommen oft „alte", d. h. in der Zeit der Kindheit entstandene Verhaltensmuster wieder zum Vorschein, „alte" Bedürfnisse treten wieder in den Vordergrund und rufen nach Erfüllung. Für Begleiter lohnt sich der Blick zurück in die Vergangenheit, der Blick in die Entstehungsgeschichte menschlicher Beziehungen, menschlicher Kommunikation. Denn wenn sich auch im täglichen Alltag und in der Berufswelt die Formen der Kontakte verändert haben, so bleiben dennoch alle Menschen lebenslänglich mit jener Quelle verbunden, die ihnen von Geburt an ein Leben erst möglich macht: der direkte Austausch von Signalen von Mensch zu Mensch, die unterschiedlichsten Formen von Berührtwerden und Berühren.

1.1 Anfänge menschlicher Kommunikation

Von Beginn des Lebens an stehen Menschen in einer dialogischen Situation, d. h. sie sind auf ein Du hin ausgerichtet. Nur wenn ein ausreichender Kontakt mit einem anderen gewährleistet ist, können Menschen als Individuen und als Menschheit überleben. Dabei sind die ersten perinatalen Kontakte von ganz speziellem Charakter und bleiben wohl lebenslänglich wichtig. Die ersten lebensnotwendigen Anregungen bekommen Menschen durch Berührungen. Ohne die Berührung der Haut, ohne die Stimulation der äußeren „Grenzfläche" können die Anpassungsleistungen des Organismus an ein Leben außerhalb des schützenden Mutterleibes nicht oder nur unvollständig geleistet werden.

Die nonverbale Kommunikation ist also die erste Form, in der sich einem Menschen die Welt mitteilt und auf die er reagiert. Der Beginn dieses nonverbalen Dialoges findet bereits in der Gebärmutter statt. Geschützt im Mutterleib, umhüllt von

Fruchtwasser und den Muskelschichten des Uterus erfährt das Ungeborene unterschiedlichste Berührungen. Zum einen sind diese Berührungen passiver Natur: das Kind wird geschaukelt, erfährt Druck, erlebt die Begrenztheit seiner „Wohnung". Zum anderen bewegt sich das Ungeborene nach eigenen Möglichkeiten, es übt und probiert aus. Dabei macht es unzählige Berührungserfahrungen! Es spürt das vorbeigleitende Fruchtwasser, es spürt den eigenen Körper und die Gebärmutter, manchmal auch den Druck einer streichelnden Hand durch die Bauchdecke. Eigene Bewegungen lösen eine Reaktion aus.

Die Erfahrung „berührt zu werden, dort, wo man selbst berührt" kann als Urerfahrung angesehen werden und bleibt als Erinnerungsspur ein Leben lang erhalten. !

Das, was mit dem Sammelbegriff „Kommunikation" zusammengefasst wird, muss – folgt man wissenschaftlichen Untersuchungen und therapeutischen Beobachtungen – als Basis menschlichen Lebens und Zusammenlebens angesehen werden. Zahlreiche Untersuchungen haben immer wieder bestätigt, dass eine gesunde geistig-seelische Entwicklung nur dann möglich ist, wenn Kinder in einem Netz sozialer Geborgenheit aufwachsen. Was bedeutet das? Der Mensch kommt in einem, verglichen mit den Nachkommen höherer Säugetiere, ziemlich unvollkommenen Zustand auf die Welt: Er kann weder gehen noch sprechen und ist ganz auf die Hilfe seiner Umwelt angewiesen. Gleichsam als Fortsetzung des mütterlichen Uterus stellt die Gemeinschaft, die engste Familie, eine soziale Gebärmutter bereit, in der das Kind alles lernen kann, was es zum selbstständigen Überleben benötigt. Wichtiges Tragseil in diesem Netz sozialer Geborgenheit ist die Möglichkeit, ausreichend körperlichen Kontakt zu einem anderen Menschen haben zu können. Berührt zu werden ist keine Nebensächlichkeit, sondern das zentrale Element, sich in der Welt zurecht zu finden. So gehört „die Sprache der Hände" wohl zu einer der ersten Sprachen, die der Mensch verstehen lernt. Über die Art der Berührung bekommt er nicht nur ein Bild vom anderen – also von der Welt – vermittelt, sondern er lernt auch, sich selbst als Teil dieser Welt zu begreifen.

Neben der Sprache der Berührung tritt mit zunehmenden Alter der Kinder die gesprochene Sprache in ihrem ganzen Fassettenreichtum hinzu. Wichtig ist es zu verstehen, dass schon bei einer einfachen Botschaft unendlich viel mitschwingen kann. So bekommt ein Kind allein durch den Klang der Stimme, den Tonfall, die Atempausen, der Akzentuierung u. ä. einen tiefen Eindruck über das Gesagte, über den Sprecher – ja sogar über sich selbst in Bezug zum Gesagten oder zum Sprecher. Im zwischenmenschlichen Miteinander erobert sich das Kind Schritt für Schritt seine Welt. Diese Eroberung kann nur dann befriedigend verlaufen, wenn ein positiver Austausch zwischen der „Welt" und dem Kind möglich ist, wenn es zu einer fließenden Kommunikation kommt.

In der Welt der Erwachsenen spielt die Kommunikation eine andere Rolle als in der Welt der Kinder, in der sie so wesentlich für eine gesunde Entwicklung verantwortlich ist. Folgt man entwicklungspsychologischen Modellen, die den gesamten Lebensbogen eines Menschen betrachten, so lässt sich die elementare Bedeutung der Kommunikation für eine positive Lebensgestaltung in allen Altersstufen unterstreichen. Dies gilt für Zeiten der Stabilität, der Gesundheit und Ausgeglichenheit ebenso wie für Zeiten der Unruhe, der Veränderung, des Umbruchs oder in Phasen einer Erkrankung.

Kommunikationspartner und Kommunikationsinhalte verändern sich im Laufe des Lebens – das seelische, körperliche und geistige Wohlbefinden bleibt jedoch lebenslänglich von einem guten Kontakt zur Um- und Außenwelt abhängig.

1.2 Kommunikation als Heilkraft

Wie mit Menschen umgegangen wird, in welcher Beziehung sie zu ihrer Umwelt stehen – wie kommuniziert wird – hat einen Einfluss auf das allgemeine Wohlbefinden. In bestimmten Formen der Kommunikation liegen aber auch spezielle Möglichkeiten, Kraftpotenziale in Menschen freizusetzen, die zur Bewältigung von Krisen und Krankheiten beitragen können.

Jeder hat Erfahrungen mit schwierigen Situationen, mit Krankheiten, mit Schmerzen. Und jeder hat seinen ganz persönlichen Weg gefunden, um beispielsweise mit Krankheiten umzugehen. Für den einen ist es wichtig, seinen Hausarzt zu konsultieren und Medikamente einzunehmen, für den anderen sind vielleicht schon verständnisvolle Worte genug, um mit den unangenehmen Begleiterscheinungen einer Erkrankung besser umgehen zu können. Der eine zieht sich bei Kummer und Schmerz zurück, tritt gleichsam in ein inneres Zwiegespräch mit sich selbst, der andere greift gleich in den Arzneimittelschrank. Für den einen ist der Griff zur Pille der einzig gangbare Weg, um mit Schlafproblemen fertig zu werden, der andere wird versuchen, in langen Gesprächen Linderung und Trost für seine Sorgen zu bekommen.

Ganz allgemein betrachtet, lässt sich der Trend zur „Manipulation des Krankheitsgeschehens" mittels Medikament bemerken. In einer Zeit, wo so vieles machbar ist – eben auch im Bereich der Medizin – kann sich der Einzelne verschiedenste Fragen stellen, wie z. B.:

- Wie viel Zeit gebe ich mir und meinem Körper, mit der Krankheit fertig zu werden?
- Wie viel Schmerz bin ich bereit, auszuhalten?
- Soll ich das Fieber lieber unterdrücken oder mich doch lieber einige Tage ins Bett legen?

Die Palette möglicher Maßnahmen für den Fall von Krisen und Krankheiten ist gewaltig! Betrachtet man einschlägige Kataloge der lieferbaren Arzneimittel, fühlt man sich angesichts der Fülle von Medikamenten geradezu erschlagen. Die Kosten im Gesundheitswesen explodieren, das Spezialistentum – für jedes Leiden eine ganz speziell dafür ausgebildete Fachkraft – ist nach wie vor weit verbreitet, und die Kultur des guten alten Hausarztes, der gleichzeitig Arzt, Priester, Therapeut, Eheberater und noch vieles mehr war, gehört bald der Geschichte an.

Leider wird nur all zu oft vergessen, dass sowohl die Wirksamkeit der Medikamente als auch die Therapie des Spezialisten auch in einem *interaktiven Rahmen* geschieht, in dem die Kommunikation eine wesentliche, wenngleich stiefmütterlich behandelte und wenig ernst genommene Rolle spielt.

- Warum „greifen" manche Medikamente bei einem bestimmten Kollegen so gut, bei einem anderen nicht?
- Warum brauchen Patienten weniger Schmerz- oder Beruhigungsmittel, wenn eine ganz bestimmte Schwester Nachtdienst hat?
- Warum sind die Praxen einiger Spezialisten besonders frequentiert, obwohl sie vielleicht gar nicht so sehr auf dem neuesten Technikstand sind?

Die Antwort auf diese und ähnliche Fragen könnte in der besonderen kommunikativen Fähigkeit der jeweiligen Helfer liegen.

Nimmt man die Forschungsergebnisse zu Fragen der menschlichen Entwicklung ernst, so kommt man zu dem Schluss, dass Leben ohne Kommunikation, ohne den *verbalen* und *nonverbalen* Kontakt zu anderen Menschen nicht oder nur sehr unvollständig möglich ist. Mangelhaften Entwicklungen, Störungen im normalen Lebensverlauf, Krankheiten und Krisen kann man auf vielen Ebenen begegnen. Ärzte und Therapeuten, Geräte und Medikamente stehen zur Verfügung.

Wichtig wäre es, bei allen therapeutischen Überlegungen die Bedeutung der Kommunikation, des Kontaktes, des Gespräches und der Berührung mit einzubeziehen. Was dem Menschen am Beginn des Lebens über viele Klippen und Hürden geholfen hat, was ihn erst richtig zu einem Mitglied der menschlichen Gesellschaft hat werden lassen, wird auch beim Überwinden von Krisen und Krankheiten helfen können!

Kommunikation als Droge, Kommunikation als Arzneimittel – das klingt provokant! Und doch wollen wir im Folgenden den Versuch unternehmen, die Bedeutung der Kommunikation als Heilmittel zu beleuchten. Wir möchten sowohl professionellen Helfern als auch engagierten Laien einen Weg aufzeigen, sich mit einem komplexen Thema *anwendungsbezogen* auseinander zu setzen. Vielleicht gelingt es, die große Bedeutung des Gesprächs, der Berührung, der Kontaktaufnahme für Situationen der Begleitung stärker ins Bewusstsein zu rücken! Dabei geht es nicht darum, „neue Spezialisten" auszubilden. Es geht vielmehr darum, an ein altes Wissen anzuknüpfen, das jeder Mensch als ein Mitglied der menschlichen Gesellschaft mitbekommen hat. Wir haben bereits darauf hingewiesen, dass jeder Mensch seine ersten Erfahrungen im geschützten Raum enger Berührungen macht. Er steht vom ersten Augenblick seines Lebens in Kontakt mit einem Anderen, er bekommt Signale, reagiert darauf und steigt so in den Dialog ein, der zwischen allen Menschen aller Länder der Erde existiert und letztendlich für unser Gedeihen ausschlaggebend ist.

Instinktiv – so sagt die Alltagssprache – berührt man ein Kind, wenn es sich verletzt hat, öffnet die Arme, um jemanden zu trösten oder klopft aufmunternd die Schulter eines Menschen, der Zuspruch braucht.

Jeder „weiß“
- um die heilende Kraft von Gesprächen – und das nicht nur, weil sich ganze Therapierichtungen darauf spezialisieren,
- um die Kraft der Berührung – und das nicht nur, weil es einige begnadete Menschen gibt, deren heilende Fähigkeiten besonders ausgeprägt sind!

Es geht darum, an dieses alte, in jedem schlummernde Wissen anzuknüpfen. Das vorliegende Buch soll Menschen wieder daran erinnern, welche Kräfte und Möglichkeiten sie haben, allein durch ein gutes Gespräch, durch eine liebevolle Geste zu hilfreichen Begleitern für ihre Mitmenschen zu werden. Vielleicht ist es an der Zeit, „einfacher“ zu werden und dies gerade in einer Zeit, die an Komplexität zunimmt!

1.3 Kommunikation für therapeutische Begleiter: Zielsetzung des Buches

Im *ersten Abschnitt* werden einige Grundbegriffe der Kommunikation eingeführt und in ihrer Praxisrelevanz dargestellt. Anhand verschiedener Modelle möchten wir ein Basiswissen vermitteln, das dem Leser helfen soll, sich im Irrgarten der Begriffe rund um die Kommunikation zurechtzufinden. Ein Blick in die Anfänge der kommunikativen Fähigkeiten und Hinweise auf die lebensübergreifende Bedeutung dieser Thematik runden den ersten Teil ab.

Im *zweiten Abschnitt* geht es darum, Möglichkeiten aufzuzeigen und herauszuarbeiten, den gesamten Bereich der Kommunikation als Therapeutikum einzusetzen. Gespräche und Berührungen in ihrer Bedeutung für die Begleitung von kranken und sterbenden Menschen werden dabei im Mittelpunkt der Überlegungen stehen.

Neben der reinen Vermittlung von Kenntnissen sollen
- Denkanstöße gegeben,
- Impulse zur Selbstreflexion zur Verfügung gestellt,
- Anregungen für die Praxis mitgegeben werden.

Bilder und *literarische Texte* ergänzen das Geschriebene und sollen den Leser einladen, sich auf eine emotionale Reise in das Land der Gespräche und Berührungen zu begeben.

2

Kommunikation: Entwicklungsgeschichte und Theorieansätze

2.1 Kommunikation im Alltagsverständnis der Menschen

▶ **Motto:**
Man kann nicht nicht-kommunizieren (Paul Watzlawick)

Kommunikation ist wichtig. Kommunikation gehört zum Leben. Aber was ist Kommunikation eigentlich?

Einige Aussagen sollen dieses vielschichtige Thema beleuchten:

Kommunikation ist

- Beziehung.
- miteinander reden.
- Mitteilung.
- Blickkontakt.
- jemandem zuzwinkern.
- lächeln.
- Gedankenaustausch.
- Gebärdensprache.
- zuhören.
- Interesse zeigen.
- in Verbindung stehen.
- wie ein Netz, das trägt, aber auch Löcher haben kann.
- gemeinsam reden und schweigen und anschauen.
- gemeinsam lachen.
- der/dem Anderen die Hand reichen.
- Standpunkte klären.
- das Leben.
- der Weg zum Gegenüber.
- Verständigung.
- Austausch.
- Erfahrungen sammeln.
- Kennenlernen von Neuem.
- Austausch von Meinungen.
- die Möglichkeit, Gefühle, Ängste, Freuden etc. von anderen zu erfahren und seine eigenen kund zu tun.
- Unterhaltung.
- Kommunikation schafft Atmosphäre.
- Kein Leben ohne Kommunikation.

Schlägt man ein Lexikon auf, so erfährt man, dass das Wort Kommunikation eine lateinische Wurzel hat und soviel wie Mitteilung oder Unterredung bedeutet. Daran anschließend kann man folgende Begriffserklärung finden:

Unter Kommunikation versteht man

> » den Prozeß der Übermittlung und Vermittlung von Information durch Ausdruck und Wahrnehmung von Zeichen aller Art, systematisch einzuordnen auf einer biophysischen Ebene (körperliche Berührungen und Affekte wie Lachen und Weinen), einer motorischen (Körperhaltung, Mimik, Gestik), einer lautlichen (Geräusch und Sprache) und einer technischen Ebene (Medien). (Brockhaus 1990, S. 211) «

Prinzipiell ist zwischen einer *intrapersonalen* Kommunikation und einer *interpersonalen* Kommunikation zu unterscheiden. Im ersten Fall sind alle jene Vorgänge gemeint, die sich in ein und derselben Person abspielen. Als Übermittlungsinstanz dient das menschliche Nervensystem. Im zweiten Fall geht es um den Austausch von Informationen zwischen zwei Menschen oder Menschengruppen. Hier treten die Sinnesorgane als Medium in Funktion.

Wenn man Menschen fragt, was sie unter Kommunikation verstehen, wird man viele Antworten bekommen. Diese Antworten geben einen Einblick in das Alltagsverständnis über den Themenbereich, so wie er im jeweiligen Kulturkreis verstanden wird. Sie eröffnen gleichsam den assoziativen Hof, stecken den Rahmen des gesamten Begriffsfeldes ab (■ Abbildung 2.1). Man erfährt dabei auch, in welchem emotionalen Spannungsfeld das Thema Kommunikation steht. Was wird alles

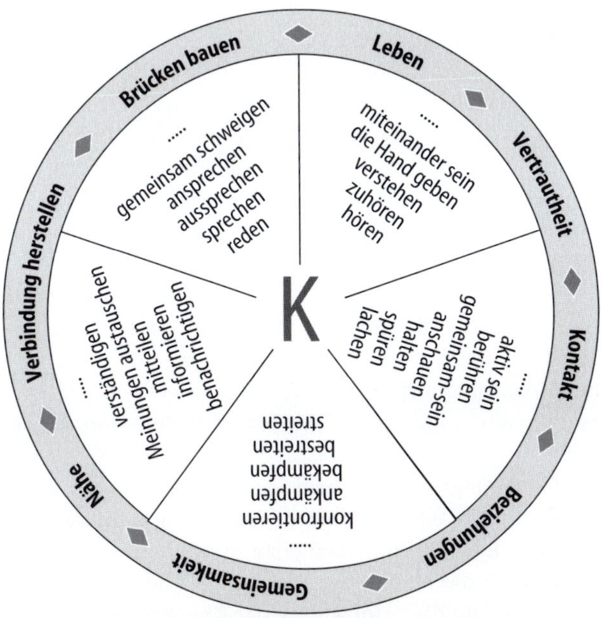

■ Abb. 2.1 Assoziationshof zum Begriff Kommunikation

„mitgedacht", „mitgefühlt", erinnert, gewünscht, wenn nach einer aussagekräftigen Antwort auf die gestellte Frage gesucht wird? Welche Situationen treten vor das innere Auge, welche Erinnerungsspuren werden belebt?

Ein Blick auf das, was Menschen zu dem Begriff Kommunikation einfällt, macht recht eindrucksvoll deutlich, dass Kommunikation ganz spontan, ganz intuitiv mit Leben und lebendig sein assoziiert wird. Ferner besteht im Alltagsverständnis eine gewisse „Doppelgleisigkeit". Eine Schiene stellt die Sprache dar, das gesprochene Wort und alle Möglichkeiten, die sich mit der Sprache für zwischenmenschliche Kontakte ergeben. Die andere Schiene ist die Sprache der Gebärden, der Berührung, des Lächelns und „Zwinkerns" – all jener Dinge, die menschlicher Kommunikation zusätzlich Farbe und Fülle verleihen. Das *Wort* und die *Gebärde* sind zwei Elemente, die auch aus theoretischen Überlegungen über dieses Thema, wie weiter unten zu sehen ist, nicht wegzudenken sind!

Jeder Mensch hat Vorstellungen vom Begriff „Kommunikation". Die *konkreten*-Vorstellungen sind jedoch von Mensch zu Mensch verschieden, variieren je nach Alter, Geschlecht, nach persönlichen Erfahrungen, Einstellungen, nach Persönlichkeit und Temperament. Jeder fasst den Begriff anders, schmückt ihn mit anderen Gefühlen und Vorstellungen. In jedem tauchen andere Gefühle und Empfindungen auf, entstehen sehr persönliche Bilder und konkrete Vorstellungen von bestimmten Begegnungen, von geglückter oder misslungener Kommunikation.

Dass es sich bei diesem Themenbereich nicht um ein einfaches Phänomen handelt, lassen schon die fassettenreichen Antworten vermuten, die Weite des assoziativen Hofes und die Breite der angesprochenen Gefühlsqualitäten. Das stellt wissenschaftliche Bemühungen, „Kommunikation" transparent, erklär- und lehrbar zu machen, vor große Aufgaben:

- Wie kann man ein sehr komplexes Geschehen so darstellen und beleuchten, dass es „griffig" wird?
- Wie kann man Basiselemente herausfiltern, ohne Wesentliches zu verlieren?
- Wie kann man sich dem Kern der Kommunikation so nähern, dass Möglichkeiten sichtbar werden, bei Bedarf Korrekturen vorzunehmen?
- Wie kann man Menschen schulen, „richtig" zu kommunizieren oder Störungen zu bearbeiten?

Zahlreiche Spezialisten aus verschiedenen Wissens- und Forschungsgebieten beschäftigen sich mit dieser Thematik. Die Gründe dafür sind ganz unterschiedlicher Natur. An dieser Stelle seien nur drei herausgegriffen:

- Da sei einmal das Interesse an den Grundbedingungen jeglichen Zusammenlebens erwähnt, und zwar sowohl in der Welt der Tiere als auch im Leben der Menschen.
- Ein weiteres Forschungsinteresse liegt in den Bemühungen, Hintergründe und mögliche Erklärungen für Konflikte oder Störungen in verschiedenen Systemen zu verstehen und Lösungsansätze zu erarbeiten.
- Schließlich sei noch das Gebiet der Werbung – und zwar im weitesten Sinn – angesprochen, aus dem die Erforschung der Kommunikation und ihrer Gesetze nicht weg zu denken ist.

2.2 Grundbegriffe der Kommunikation: eine Übersicht

In einem ersten Schritt soll nun versucht werden, einige Basisaussagen zu treffen – gleichsam den kleinsten gemeinsamen Nenner unterschiedlichster Ansätze herzustellen.

2.2.1 Was ist Kommunikation?

Vereinfacht lässt sich sagen: Kommunikation ist das *Senden* und *Empfangen* von Botschaften (Abbildung 2.2). Da sich dieses Buch mit der menschlichen Kommunikation beschäftigt, kann man sagen, dass ein *Sender* einem *Empfänger* eine Botschaft übermittelt. Dazu braucht es eine Vermittlungsinstanz, ein Medium, oder anders gesprochen einen Kanal, und zwar sowohl auf der Seite des Senders (nennen wir ihn Frau Erna) als auch auf der Seite des Empfängers (nennen wir ihn Frau Paula). Man kann sich vorstellen, dass es zwischen Frau Erna und Frau Paula so etwas wie Straßen oder Kanäle gibt, über die sie ihre Botschaften schicken können. Es sind vor allem zwei Hauptkanäle, die Botschaften transportieren: der *verbale* Kanal und der *nonverbale* Kanal.

Was enthalten diese Kanäle, die einen Austausch mit einem anderen Menschen erst ermöglichen?

- Der *verbale* Kanal setzt sich aus zwei Komponenten zusammen, dem gesprochenem Wort – der Sprache – und den aufgezeichneten Signalen – der Schrift.
- Der *nonverbale* Kanal umfasst die Körpersprache, die Mimik und Gestik.

Beide Kanäle stehen in direktem Kontakt zueinander. Verbale Botschaften werden immer auch von nonverbalen Botschaften begleitet. Nonverbale Signale können das Gesagte unterstreichen, relativieren, ergänzen, in Frage stellen, bekräftigen, erweitern, entkräften... .

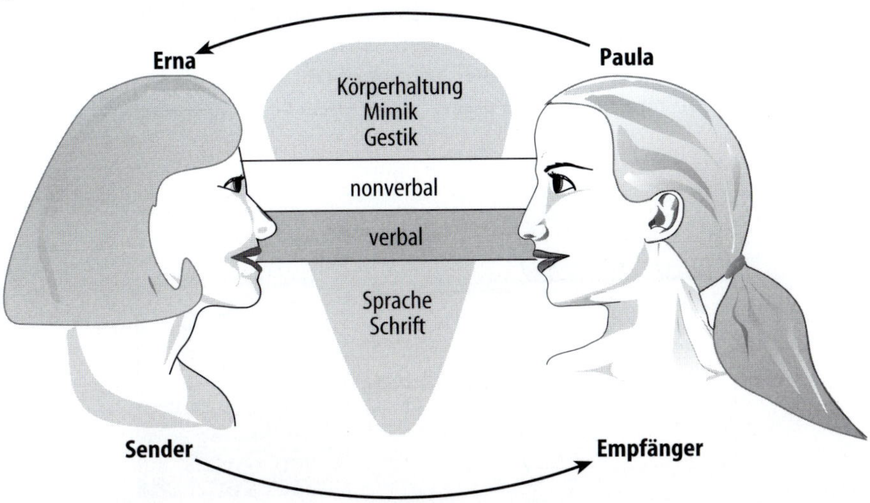

Abb. 2.2 Kommunikation. Das Senden und Empfangen von Botschaften

Die meisten Menschen glauben, dass das gesprochene Wort die Hauptrolle im menschlichen Miteinander spielt. Dem ist aber nicht so!

Bei einer Kommunikationssequenz fallen nur rund 25% auf das gesprochene Wort und rund 75% auf das nonverbale Geschehen.

Im nonverbalen Bereich spielen Gesten, Blicke und Berührungen eine ebenso große Rolle wie etwa die Körperhaltung und die Art und Weise, wie etwas gesagt wird. Nicht alle nonverbalen Signale sind den Menschen, die miteinander Kontakt haben, bewusst. Oftmals drücken sich gerade in den nonverbalen Elementen die unbewussten Grundhaltungen, die Gefühle der Gesprächspartner zueinander und zum Gesprochenen aus.

2.2.2 Kongruenz: Schlüssel zur guten Kommunikation

Jede Kommunikation setzt sich aus einer Reihe von gesprochenen und nicht gesprochenen Elementen zusammen. Verbale Elemente und nonverbale stehen in einer bestimmten Beziehung zueinander und je besser sie übereinstimmen, d. h. wie *kongruent* die Signale sind, desto überzeugender und glaubwürdiger werden die Botschaften sein. Für ein tieferes Verständnis der kommunikativen Vorgänge ist es besonders wichtig zu wissen, dass überall dort, wo keine Kongruenz herrscht, den nonverbalen Aspekten der Kommunikation die größere Bedeutung zukommt (▫ Abbildung 2.3).

- Wie kann nun der Begriff der Kongruenz besser verdeutlicht werden?
- Was bedeutet dieser Begriff für ein Gespräch und was bedeutet er für jeden einzelnen Gesprächspartner?

Kongruenz bedeutet Übereinstimmung zwischen den verbalen und nonverbalen Anteilen einer Kommunikation. Kongruenz bedeutet eine Übereinstimmung zwischen den Gefühlen, Gedanken und der Art, wie man sie zeigt, wie man sie ausdrückt, wie man sie nach außen transportiert. Eine wichtige persönliche Voraussetzung für kongruentes Verhalten ist der ehrliche Umgang mit den eigenen

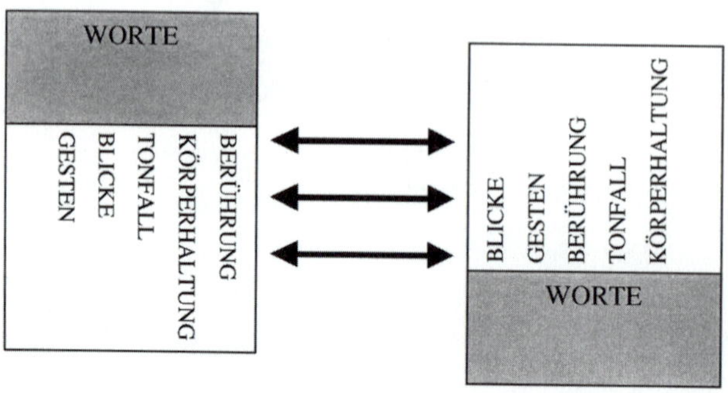

▫ Abb. 2.3 Relative Anteile verschiedener Kommunikationsformen

Gefühlen und Gedanken. Dazu kommt noch der Mut und die Bereitschaft, diese „echten" Anliegen mitzuteilen und sich nicht hinter Fassaden, Ausreden, Täuschungen u. ä. zu verstecken. Dies ist schwer – bereits im Alltag, in Zeiten der Ruhe und inneren Ausgeglichenheit. Ganz besonders schwer ist es aber in Lebenssituationen, die eine Veränderung der gewohnten Verhältnisse und Lebensumstände mit sich bringen. Zu schwer kann es da sein, sich der Frage nach der eigenen Befindlichkeit zu stellen („Wie geht es mir denn wirklich, wie geht es mir mit mir selbst?"), eine Auswahl zu treffen, was ich dem Anderen mitteilen will, soll, kann...

Kongruenz, Übereinstimmung aller Ausdrucksmittel, muss in „gesunden" Zeiten versucht, erprobt und eingeübt werden! In schwierigen Situationen greifen die meisten Menschen lieber auf altbekannte Regeln und Gesetzmäßigkeiten ihres Sozialverhaltens zurück, als Neues auszuprobieren. Die Risikobereitschaft, neue Kommunikationsformen – z. B. „Echtheit" – auszuprobieren ist gering. Diese Punkte erschweren eine gute, offene, echte Kommunikation und können zu vielen Missverständnissen und Irrtümern führen. Sie können Unbehagen schaffen.

Das Zusammenwirken von verbalen und nonverbalen Komponenten spielt für das „Verständnis" oder „Missverständnis" zwischen Menschen eine große Rolle. Die Übereinstimmung beider Komponenten – Kongruenz – gilt als ein Schlüsselbegriff für eine gute Kommunikation, ist gleichsam das Herzstück eines guten Gespräches.

Ein Auseinanderklaffen von *verbaler* Botschaft und *nonverbalem* Ausdruck kann Unruhe stiften, Vereinbarungen untergraben, Unsicherheit auslösen und eine ungute Atmosphäre schaffen. !

Nur zu oft hat man leider den Eindruck, als wären der verbale und der nonverbale Bereich sehr weit von einander entfernt. Manchmal scheint es, als wüsste der eine nichts von dem, was sich gerade im anderen ereignet. Extreme Formen dieser „getrennten Kanäle" sind aus der Medizin bzw. Psychopathologie bekannt.

Selten werden die Gründe eines misslungenen Gesprächs den Partnern bewusst; selten kann man das beim Namen nennen, was eben beschrieben wurde – diese Zerissenheit von Wort und Gebärde, von Mimik und Aussage. Künstler verschiedenster Sparten machen sich das Vorhandensein beider Bereiche im zwischenmenschlichen Miteinander oft zu Nutze. Sei es, um unheimliche, „schräge" Situationen oder Charaktere darzustellen, sei es, um Spannung oder Grauen aufzulösen, sei es, um Heiterkeit und Sorglosigkeit zu relativieren. Wer kennt nicht den weinenden Clown, dem lachenden Mundes alles Leid der Welt ins Gesicht geschrieben steht?

Im Laufe der kindlichen Entwicklung brauchen die Kommunikationskanäle unterschiedlich lange, um „zu funktionieren". Während sich die gesprochene Sprache erst allmählich entwickelt, ist jeder Mensch von Beginn seines Lebens darauf angewiesen, dass die nonverbale Kommunikation zwischen ihm und seiner primären Umwelt möglich ist. Das bedeutet gleichzeitig, dass die nonverbalen

Kommunikationsanteile die „älteren" sind, diejenigen, die zu einem großen Teil „kollektiv" angelegt und verstanden werden. Der berühmt gewordene Satz des großen Kommunikationswissenschaftlers und Psychologen Paul Watzlawick: „Man kann nicht nicht-kommunizieren!" wird in doppelter Weise bedeutsam. Zum einen ist menschliches Leben ohne Kommunikation, ohne den Austausch zwischen Mensch und Umwelt, überhaupt nicht möglich. Zum anderen ist jede Botschaft, eben auch eine „Nichtbotschaft", ein Signal, eine Aktion, die eine Antwort bewirkt.

2.2.3 Kommunikationskanäle

Es wurde oft der Begriff „Kanal" benutzt, wenn es darum ging, das Medium zu benennen, über das sich Botschaften mitteilen.

- Was verbirgt sich hinter diesem technischen Begriff?
- Welche Kanäle sind es, die Menschen zur Verfügung haben, um sich anderen und der Welt mitzuteilen?

Die Kanäle, diese „Straßen zum Du", sind eng mit den Sinnesorganen verbunden. Um „gut" und umfassend zu kommunizieren, ist es wichtig, dass folgende Teile des Körpers und deren Sinnesqualitäten intakt sind, eingesetzt und angesprochen werden können:

- *Augen*, mit denen man den Gesprächspartner sieht und die Umwelt wahrnimmt.
- *Nase*, mit der man Gerüche aufnimmt.
- *Ohren*, mit denen man aufnimmt und zuhört.
- *Mund*, mit dem man spricht und Signale sendet.
- *Haut*, mit der man Reize aufnimmt und selbst berührt.

Die Verbindung zwischen all diesen Kanälen bedeutet, dass es auch eine Verbindung zwischen dem *Verstand*(ratio) und dem *Gefühl*(emotio) gibt. Diese Unterscheidung führt zu einer weiteren Differenzierung des „Gesamtereignisses Kommunikation", nämlich zur Unterscheidung zwischen sog. „kopfigen" und sog. „bauchigen" Kommunikationsstilen (bekannt sind auch die Ausdrücke „Kopfmensch" und „Bauchmensch"!). Diese Dimension ist vielen Menschen aus ihren täglichen Kontakten bekannt. Wer kennt nicht einen Menschen, der nur aus Kopf zu bestehen scheint und alle gefühlsbetonten Aussagen gleichsam mit der Hand wegwischt? Wer erinnert sich nicht an Personen, denen logische Argumente ein Graus sind und die sich in reinen Gefühlsaussagen gleichsam baden? Das Wissen um diese beiden Kommunikationsebenen kann viel zum Verständnis so mancher Schwierigkeiten beitragen, die im Zusammenleben von Menschen auftreten können. Es fällt vielen Menschen sehr schwer, eine Balance zwischen diesen beiden Polen zu finden.

Entwicklungsgeschichtlich gesehen ist auch hier anzumerken, dass lange bevor das logische Denken einsetzt, ein ganzheitlicher, von Gefühlen geprägter Zugang zur Welt gefunden wird. Die Ergänzung des emotionalen Weltzuganges durch den rationalen Zugang ist ein Entwicklungsschritt, der erst im Laufe des zweiten Lebensjahres möglich wird (▫ Abbildung 2.4).

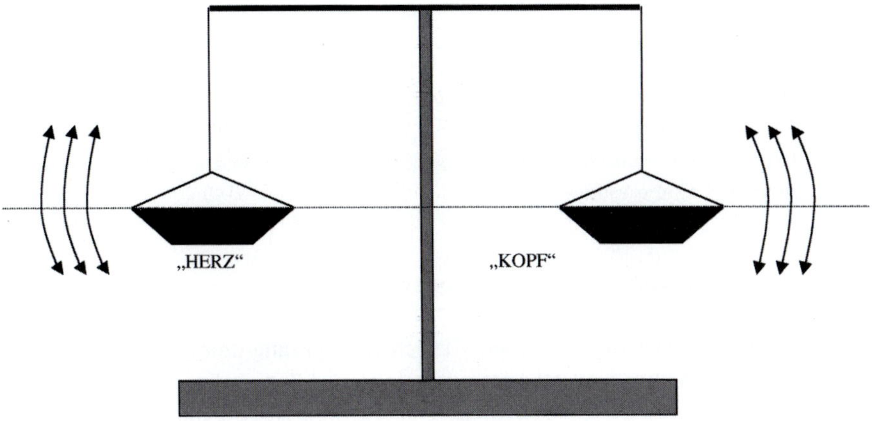

Abb. 2.4 Die Kopf-Herz-Waage

Es bleibt ein Leben lang eine schwierige Aufgabe, das Pendel zwischen Herz und Kopf, zwischen Emotion und Ratio nicht allzu kräftig nach einer Seite ausschlagen zu lassen!

Bisher wurde der Blick in erster Linie auf einen der Gesprächspartner gerichtet. Da sich Kommunikation aber immer im zwischenmenschlichen Rahmen abspielt, wird die Qualität der Kommunikation ganz wesentlich davon abhängen, wie der Austausch zwischen den beiden Partnern stattfinden kann. Nicht immer gibt es zwischen den Kanälen beider Kommunikationspartner einen befriedigenden und ausreichenden Austausch. Das führt zu Missverständnissen, Unstimmigkeiten und schafft das Gefühl, „nicht in Kontakt" zu sein. Diesen Zustand umschreibt Satir, eine bedeutende Kommunikationsforscherin und Therapeutin, auch mit *Pseudokontakt*. Viele Situationen der alltäglichen Kontakte bestehen aus solchen Pseudokontakten. Aber auch das Berufsleben steckt voller Kontakte, die eigentlich keine wirklichen Kontakte im Sinne einer geglückten Kommunikation sind.

Praxis

Die Situation professioneller Helfer: Wo können etwa die Gründe liegen, warum eine Krankenschwester, ein Arzt, ein Helfer einem Patienten nicht zuhören können?

Einige Möglichkeiten:

- **Ich bin in Gedanken schon mit dem nächsten Patienten beschäftigt, der so dringend auf einen Besuch wartet.**
- **Ich habe wirklich keine Lust zum x-ten Mal dieselbe Geschichte zu hören – ich weiß doch schon, um was es geht.**
- **Ich bin so erschöpft und ausgelaugt.**

- **Ich habe meine eigenen Sorgen – woher soll ich die Kraft zum Zuhören nehmen.**
- **Ich kann doch nicht in aller Ruhe zuhören und freundlich sein, nach all den Beleidigungen von gestern.**
- **Ich fühle mich durch seine Aussagen, durch die Art, wie er spricht, so an meinen Onkel erinnert.**

2.2.4 Reine und gefilterte Informationen

Die Sinneskanäle vermitteln einem Menschen zwar alle Informationen, die er braucht, um mit seiner Umwelt kommunizieren zu können. Bei vielen Menschen sind diese Kanäle jedoch unterschiedlich störungsfrei. Wie oft trägt man eine Brille, die die klare Sicht verstellt, die die Wirklichkeit verzerrt und einer echten Begegnung im Wege steht. Wie oft sind die Ohren „verstopft" mit eigenen Interpretationen, Gedanken, Sorgen und können so nicht mehr „richtig" hören, vermitteln eher dumpfe Geräusche denn klare Botschaften. So kann man Sinnesbereich für Sinnesbereich durchgehen und wird bei jedem auf eine Fülle von Störungsmöglichkeiten stoßen. Oft genügt es schon, wenn man sich der Möglichkeit bewusst wird, dass es vielleicht an einem selbst und den ganz persönlich bedingten Verzerrungen liegen kann, wenn eine Kommunikation, ein Gespräch so ganz und gar missglückt.

Jeder Mensch hat seinen eigenen Filter, der aus einer „reinen" Nachricht eine „gefilterte", persönlich umgeformte Nachricht macht. !

Weiter ist anzumerken, dass jeder Mensch gleichsam seinen *Lieblingskanal* hat (Abbildung 2.5). Es gibt demnach Menschen, die beispielsweise das Sehen als Hauptkanal wählen. Für sie besteht die Welt in erster Linie aus visuellen Eindrücken. Aber neben *visuell* orientierten Menschen gibt es auch *auditiv* – also speziell an Höreindrücken orientierte Menschen, *kinästhetisch* – d. h. am Fühlen orientierte und schließlich Menschen, die sich stark am Riechen und Schmecken – *olfaktorisch* – ausrichten.

- Als Gesprächspartner wird man einen *visuellen* Menschen daran erkennen, dass er in seinem Sprechen oft sehr bildhafte Ausdrücke verwendet. Sein Reich ist das der Bilder, Farben und Formen. Blickkontakt, Möglichkeiten, Dinge zu betrachten, Aussicht zu haben, spielt für so einen Menschen eine ganz wichtige Rolle.
- Für Menschen, deren Hauptzugang zur Welt über das Hören, also *akustisch*-erfolgt, sind Geräusche, Töne, Musik ebenso wichtig, wie Stimmen, deren Tonlage, Klang und Ausdruck.
- Für *kinästhetische*Menschen steht der Bereich der Gefühle, des Kontaktes, des Spürens ganz im Mittelpunkt ihrer Sinneseindrücke. Etwas zu begreifen wird hier im wahrsten Sinne des Wortes wichtig.

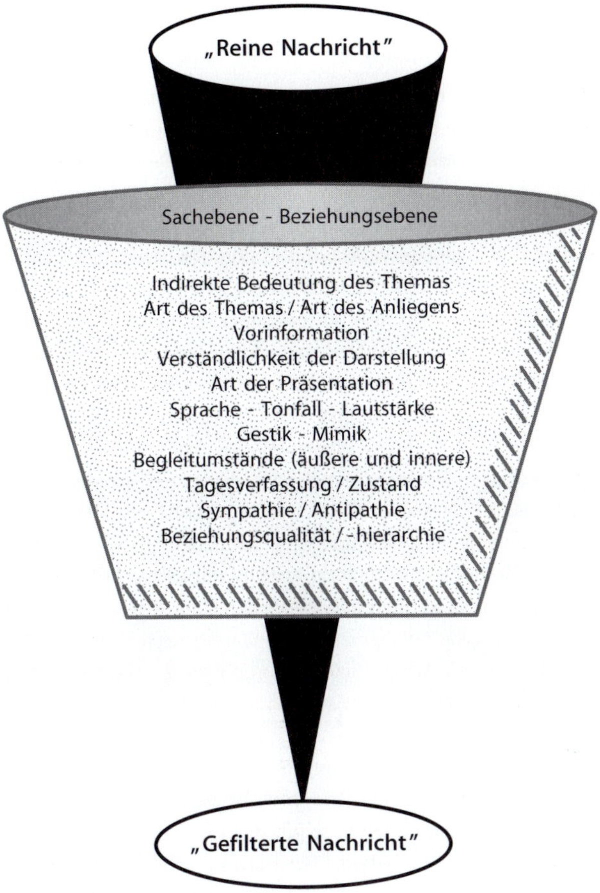

Abb. 2.5 Aspekte persönlicher „Filter" in der Kommunikation

- Jemanden nicht „riechen" zu können, „bittere" Erfahrungen machen zu müssen oder etwas nicht nach seinem „Geschmack" zu finden, deutet darauf hin, dass diese Aussagen von Menschen gemacht werden, deren Hauptsinneskanal über das Riechen und Schmecken, also *olfaktorisch* läuft.

Jeder Mensch hat einen Lieblingskanal!

In einer konkreten Gesprächssituation erscheint es wichtig, die Bedeutung der Sinneskanäle für die Aufnahme von Botschaften im Auge zu behalten. Dies setzt einerseits voraus, sich selbst bezüglich seines „Lieblingskanals" im Klaren zu sein, andererseits bedarf es einer genauen Wahrnehmung des Gesprächspartners. Anhand folgender Beschreibungen kann man sich über den – je nach dominierenden Sinneskanal – unterschiedlichen Zugang bei der Darstellung von Menschen, Dingen und Situationen ein Bild machen.

2

Reflexion

Die vier Schlösser

Das *erste Schloss* fällt sofort ins Auge durch sein buntes und farbenfrohes Aussehen. Man erkennt auf den ersten Blick, dass der Besitzer sein Augenmerk der Farbgestaltung des Innenhofes und des Gartenbereiches gewidmet hat. Der großzügig angelegte Biedermeiergarten mit den vielen Blumenbeeten zeugt davon.

Das Schloss selbst hat sehr viele Fenster, die einen herrlichen Ausblick auf die Gartenanlagen und den angrenzenden Wald ermöglichen. Die ansehnliche architektonische Gestaltung macht dieses Schloss offensichtlich zu einem guten Kauf.

Das *zweite Schloss* ist ebenfalls sehr ansprechend. Es liegt in einer derart ruhigen Gegend, dass das Zwitschern der Vögel das einzige Geräusch ist, das man hier hört. Sogar die Rehe kommen bis zum Rosengarten und Wildvögel nisten rund um den prachtvollen See mit den Forellen und Karpfen. Die Inneneinrichtung könnte aus dem Märchenbuch stammen, und sie erzählt einiges über den Charakter dieses Schlosses und seines Besitzers, sodass man sich aller Wahrscheinlichkeit nach bald selbst fragt, wie man so eine Gelegenheit jemals vorbeigehen lassen könnte.

Das *dritte Schloss* ist nicht nur solide und wehrhaft gebaut, es vermittelt auch ein spezielles Wohngefühl. Selten kommt man in Kontakt mit einem Platz, der den Besucher so berührt und anspricht. Es ist gross genug, um den Eindruck uneingeschränkter Bewegungsfreiheit zu geben, gleichzeitig erzeugt die Wärme des geschmackvollen Interieurs eine sehr entspannte Gemütlichkeit und Geborgenheit. Die fantasievolle Einrichtung könnte aus dem Märchen *Tausend und eine Nacht* stammen – alles fröhlich, bunt und geheimnisvoll. Ein Objekt, das jedem Menschen ganz besonders am Herzen liegen wird.

Das *vierte Schloss* gleicht von außen einer Burg mit hohen Zinnen – ein abweisendes, unfreundliches Bollwerk vergangener Jahrhunderte. Der Gang durch das große, eiserne Tor jedoch führt in einen duftenden Rosengarten: rund um den Schlossbrunnen blühen Rosen in allen Formen und Farben. Dazwischen prachtvoller Lavendel. Das Innere dieses Schlosses ist eine gelungene Symbiose von moderner Architektur und alter Bausubstanz. Liebevoll wurden die antiken Möbel restauriert, extravagante Sitzgelegenheiten, strahlende Lichtketten und prachtvolle Seidenteppiche schaffen eine Atmosphäre gediegener Eleganz und zeitgerechter Wohnlichkeit. Ein prachtvoller Ort geheimnisvoller Gerüche und Überraschungen.

2.2.5 Sach- und Beziehungsaspekt einer Kommunikation

Zu den Grundvokabeln im Bereich der Kommunikation zählen auch die Begriffe: *Sachaspekt* und *Beziehungsaspekt*. In jeder Art von Kommunikation, in jeder Vermittlung von Nachrichten und Botschaften unterscheidet man einen Sachaspekt und einen Beziehungsaspekt. Vereinfacht könnte man sagen, dass es immer um zweierlei Aspekte geht, nämlich: „Um was geht es?“ und „Wie steht es mit uns?“ Dabei gibt es wiederum eine Besonderheit zu beachten: In jeder Kommunikation ist der Beziehungsaspekt einflussreicher! Der Beziehungsaspekt ist dem Inhaltsaspekt insofern überlegen, als er die Möglichkeit beeinflusst, die Inhalte einer Botschaft überhaupt aufnehmen zu können. Ist der Beziehungsaspekt nämlich negativ, so kann der Inhaltsaspekt überhaupt nicht aufgenommen werden.

Erst wenn der Beziehungsaspekt positiv oder wenigstens neutral ist, sind Menschen in der Lage, auf die Inhalte einzugehen.

Für die Praxis bedeutet dies, dass in erster Linie Beziehungsarbeit zu leisten ist, um die Früchte einer Kommunikation auf inhaltlicher Ebene ernten zu können! Erst wenn man nichts gegen seinen Gesprächspartner hat, erst wenn man zumindest in einem neutralen Gefühlszustand ihm gegenüber ist, wird man seine Sachinformationen wirklich hören und bereit sein, sich mit ihnen auseinander zu setzen. Je weiter man sich in das Gebiet der Kommunikation hineinbegibt, desto komplexer wird das Geschehen. Wir möchten jedoch an dieser Stelle etwas innehalten und zunächst einige Gedanken zum Thema Sprache ausführen und dann einen Blick zurück in die Anfänge menschlicher Kommunikation werfen.

2.3 Die Bedeutung der Sprache

Motto:
Das Wort stirbt, wenn wir es nicht mit anderen teilen. (Aitmatow)

Eine tragende Säule der Kommunikation stellt die Sprache dar. Jeder Mensch hat eine Vorstellung von dem, was Sprache ist. Sprache gehört zum Alltag und wird ganz selbstverständlich verwendet. Und doch – die Sprache ist kein einfaches Instrument, sie ist vielmehr ein wunderbares Gebilde, das sich aus vielen glitzernden Bausteinen zusammensetzt.

Das gesprochene Wort – die Wortsprache – ist ein wesentliches Merkmal des Menschseins, zusammen mit dem aufrechten Gang und der Bindungsfähigkeit.

Darüber, wie Sprache nun im Detail erworben wird, sind sich die Wissenschaftler nicht im Klaren. Eines jedoch steht fest: Jeder Mensch kommt mit der *Möglichkeit* zur Welt, eine Sprache zu erlernen, er bringt also eine gewisse Disposition mit. Dies allein ist für den Spracherwerb noch nicht ausreichend. Entscheidend dafür, ob ein Mensch eine Sprache erwirbt und welche Sprache dies ist, ist die Beziehung zu anderen Menschen. Nur durch das Eintreten in einen zwischenmenschlichen Kontakt, in einen Dialog, wird die jeweils konkrete Sprache erlernt, ausgeformt, geschliffen und erhält einen individuell ausgeprägten Charakter (etwa: Dialekt, schichttypische Redeweisen u. a.). Dazu bedarf es eines intensiven Kontaktes zwischen dem kleinen Kind und seiner Umwelt (Abbildung 2.6). Das Kind muss die Möglichkeit der Nachahmung haben, muss Gefühle und Wahrnehmungen mit einem „Du" teilen können. Diese Fähigkeit zu einer Auseinandersetzung mit einem Gegenüber, mit einem Menschen, diese *Interaffektivität* zwischen dem Kind und seiner sozialen Umwelt bezeichnet Stern als „Sprungbrett" zur Sprache.

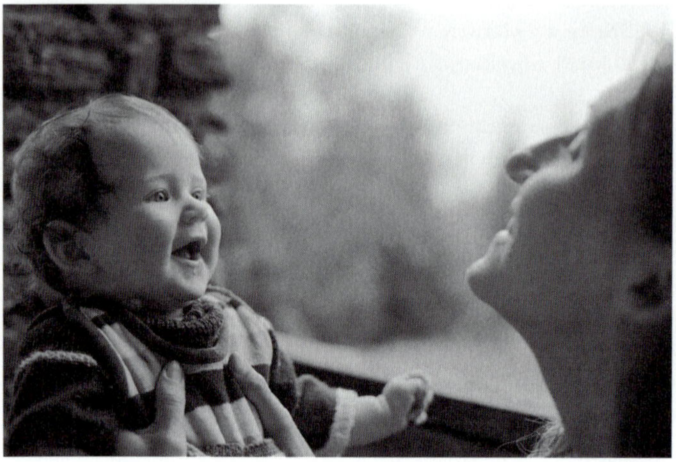

Abb. 2.6 Nur durch das Eintreten in einen Dialog wird Sprache erlernt. Dazu bedarf es eines intensiven Kontaktes zwischen dem kleinen Kind und seiner Umwelt

Fehlt dieses Sprungbrett oder bietet es nicht ausreichend Konstanz und Sicherheit, dann kann eine Sprachentwicklung nur mit Störungen – im schlimmsten Fall gar nicht – erfolgen.

Der Chronist Salimbene von Parma berichtete bereits im 13. Jahrhundert von einem historisch berühmt gewordenen Experiment Kaiser Friedrich II. Es wird festgehalten, dass

> » er herauszufinden trachtete, welche Sprache und welche Art des Sprechens Kinder entwickeln würden, wenn sie heranwüchsen, ohne daß jemand mit ihnen redete. Er gebot also den Pflegemüttern und Amen, den Kindern die Brust zu geben, sie zu baden und zu waschen, aber nicht mit ihnen zu sprechen. Er hoffte dadurch zu entdecken, ob sie die älteste Sprache, also hebräisch, oder griechisch, lateinisch oder vielleicht die Sprache ihrer Eltern sprechen würden. Aber seine Bemühungen in dieser Hinsicht waren vergeblich, denn alle Kinder starben. Sie konnten ohne das Streicheln, die liebevollen Gesichter und die zärtlichen Worte ihrer Pflegemütter nicht leben. (Salimbene v. Parma, zitiert nach Montagu 1974, S. 69) «

Damit wird sichtbar, dass Sprache nicht nur als ein Schlüssel im sozialen Leben verstanden werden kann und den Kontakt zu anderen Menschen und damit auch mit anderen „Welten" ermöglicht, sondern selbst wiederum nur im Sozialkontakt erworben wird. Sprache ist wie ein Instrument – sie kann in verschiedenen Stücken gespielt werden und man kann ihr ganz unterschiedliche Töne entlocken.

Mit Hilfe der Sprache können Erklärungen abgegeben, Informationen übermittelt, Beschreibungen gemacht oder Feststellungen getroffen werden. In diesem Fall spricht man vom *induktiven* Bereich der Sprache. Die entsprechenden Hirnzentren befinden sich in der linken Hirnhälfte. In erster Linie geht es bei diesem Bereich um das Erfassen von Sachverhalten. Überall dort, wo Erlebnisse mitgeteilt werden, erweist sich diese Art der Sprache aber als nicht adäquat. Hier kommt eine „andere“ Sprache zur Geltung, die auch als *deduktiv* bezeichnet wird und deren physiologische Entsprechung in der rechten Hirnhälfte zu finden ist. Dieser Bereich der Sprache ist die Sprache der Gefühlswelt, die Sprache der Träume und Märchen. Die bildhafte Sprache ist in weit größerem Maße in der Lage, den Menschen ganzheitlich anzusprechen.

Die Kraft der bildhaften Sprache ist seit alters her bekannt. Sowohl in Mysterienspielen, in antiken Tragödien aber auch in den Märchen hat man der Wirkung von Sprachbildern vertraut. Die Sprache der Gefühle und Bilder ist entwicklungsgeschichtlich früher anzusetzen und steht in direkter Verbindung mit den nonverbalen Elementen der Gefühlsäußerungen – also mit gefühlsbestimmten Gesten, mit Weinen, Lachen u. ä.

Meist reicht die sachliche Darstellung, eine auf die Sachebene reduzierte Sprache nicht aus, um die Gefühlsebene transparent zu machen.

Reflexion

Als Beispiel sei der Besuch eines Konzertes und dessen Erleben herangezogen: Man kann in einer sehr klaren, sachbezogenen Sprache jemandem mitteilen, wann das Konzert war, welche Stücke gespielt wurden oder wer dirigierte. Auch für welchen Platz man sich entschieden hat und wie teuer die Karten waren, wer die Sitznachbarn waren und wie lange das Konzert gedauert hat, wird man in einer nüchternen Sprache berichten können.

Geht es aber darum, das, was das Gemüt bewegt hat, zu beschreiben, werden andere Sprachformen nötig. Mit einem Mal werden Bilder, Vergleiche, Symbole herangezogen, um die eigene Befindlichkeit auszudrücken:

» Es war eine wunderbare Musik, die mir unendlich zu Herzen ging. Ich fühlte mich in frühe Zeiten meiner Kindertage versetzt. Es war mir, als könnten die Klänge alte Zeiten beschwören Ich fühle mich jetzt noch heiter und erfrischt, wenn ich an dieses Konzert denke. «

Befindlichkeiten werden in der Sprache der Gefühle ausgedrückt, sie bestimmen das Verständnis einer Sachinformation. !

In Gesprächen am Krankenbett ist es besonders wichtig, die Sprache der Gefühle zu beachten. Menschen in der Krise werden kaum sachlich objektiv argumentieren. Meist ist der Weg der Abstraktion für eine Problemschilderung nicht der richtige. Die meisten Patienten wählen eher den Weg der Bilder, Metaphern, Symbole und Gleichnisse. Sie erzählen „Geschichten“ und es wird von der Fähigkeit ihrer Begleiter abhängen, ob sie auch „richtig“ verstanden werden. Diese Spaltung der Sprachanwendung – hier induktive, dort deduktive Sprache – führt gerade in schwierigen Gesprächen, wie sie Aufklärungsgespräche, Beratungsgespräche, Therapiebesprechungen u. ä. darstellen, oft zu Komplikationen und Missverständnissen zwischen Patient und Betreuer (vgl. 3.2).

Wichtige Punkte zum Thema Sprache

- Jeder Mensch bringt die Fähigkeit mit, eine Sprache zu erlernen. Die Wortsprache gehört elementar zum Menschsein.
- Die Beziehung zwischen Menschen ist das „Sprungbrett" jeder Sprachentwicklung. Sprache kann nur im Rahmen einer Beziehung entstehen. Gleichzeitig schafft Sprache die Voraussetzung für jede geistig-seelische Entwicklung.
- Sprache kann induktiv („Tagessprache") oder deduktiv („Nachtsprache") sein.
- Sprache dient als Signal. Man kann etwas durch sie mitteilen, aber auch etwas von „der Welt" mitgeteilt bekommen.
- Die Sprache ermöglicht den Aufbau einer individuellen „Welt". Aus allgemeinen Erfahrungen werden persönliche Erfahrungen. Aus einem „es ist passiert" wird „es ist mir passiert".
- Sprache schafft Wirklichkeiten.
- Sprache besitzt eine große Suggestionskraft.
- Sprache steht in Verbindung mit dem Tun. Sie kann Handlungen ergänzen, erklären, interpretieren, bewirken.
- Sprache hat viele Gesichter, z. B.: Wortsprache, Bildsprache, Tagessprache, Nachtsprache, Symbolsprache, Traumsprache, Märchensprache, Mythensprache, Zeichensprache.

2.4 Entwicklungspsychologische Grundlagen

Reflexion

Gedanken über einen Baum (Abbildung 2.7)

Stellen Sie sich einen großen, alten Baum vor. Seine Wurzeln ragen tief in die Erde, sein Stamm ist so breit, dass ihn Ihre Arme nicht umschließen können. Die Rinde zeigt eine besondere Musterung, zeigt Einkerbungen, trägt Stellen alter Verletzungen und neuer Wunden. Die Äste sind weit verzweigt – da ragen alte, schon fast morsche Astriesen gen Himmel – dort wachsen neue, junge Zweige kraftvoll empor. Man muss schon einige Phantasie aufbringen, um sich diesen Baum als kleines Pflänzchen vorzustellen. Und doch ist in dieser kleinen Pflanze alles angelegt, was sie zu diesem starken beeindruckenden Baum werden lässt. Bereits in dem kleinen Pflänzchen ist angelegt, welche Form der Baum einmal haben wird, wie sein Stamm, seine Rinde beschaffen sein, welches Laub er tragen und welche Früchte er zeigen wird. Natürlich braucht die Pflanze eine Umwelt, in der die Bedingungen so sind, dass sie sich entwickeln kann – sie braucht Erde, Wasser, Licht und Luft. Schlechte Bedingungen lassen das Bäumchen absterben, noch ehe es ein Baum hat werden können. Ungünstige Bedingungen lassen es vielleicht wachsen, doch wird es sein Potenzial nicht voll ausschöpfen können. Es bleibt verkrüppelt, verwachsen, es verkümmert.

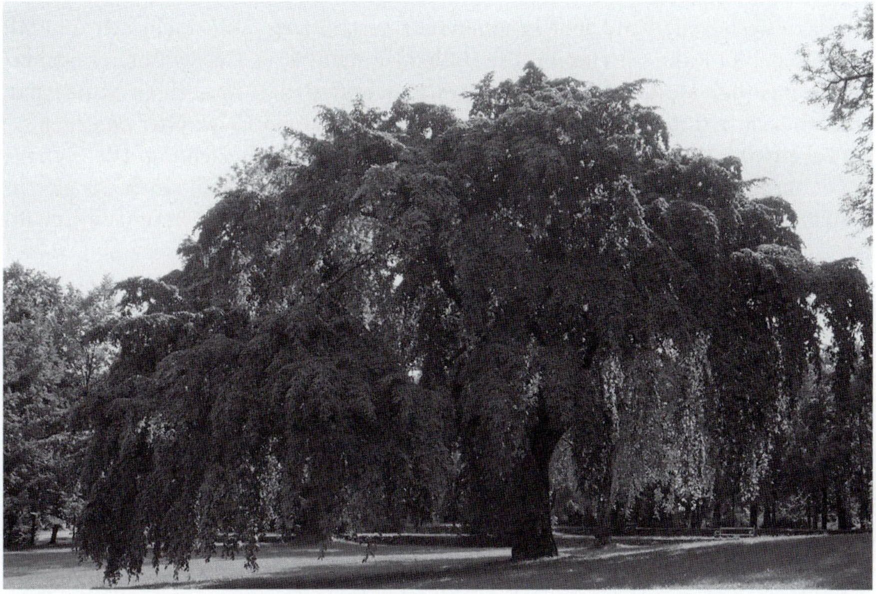

Abb. 2.7 Stellen Sie sich einmal einen großen, alten Baum vor...

Ganz Ähnliches geschieht mit den Menschen im Allgemeinen und mit Teilbereichen ihrer Entwicklung im Besonderen. Auch die zwischenmenschlichen Kontakte haben ihre Anfänge, sind kleine, schützenswerte Pflänzchen, die ein besonderes Milieu brauchen, um gedeihen zu können. Wenn man auf die „ausgewachsene" Form der zwischenmenschlichen Kommunikation schaut, lässt sich das Pflänzchen kaum erahnen. Insbesondere dann, wenn man die Kommunikation in ihrer ganzen Komplexheit zu erfassen und zu verstehen versucht, verliert man nur zu leicht den Blick für das „Einfache". Doch wie ein großer Baum nur dann groß, stark, gesund und mächtig vor einem stehen kann, wenn er in seinen jungen Tagen die richtige Wärme, den richtigen Nährboden, den ausreichenden Schutz und die nötige Pflege erhalten hat, so braucht das menschliche Miteinander einen „guten Start".

Das menschliche Leben ist ganz prinzipiell an die Möglichkeit der Mitteilung gebunden. In Beziehung treten zu können ist lebensnotwendig. So wie man die Luft zum Atmen braucht, braucht man den zwischenmenschlichen Austausch zum Leben und Überleben. Ohne Kommunikation kein Leben!

2.4.1 Vorgeburtliche Wurzeln der Kommunikation

Ein Blick in die Zeit der pränatalen Eindrücke und Entwicklungen, d. h. in die Zeit vor der Geburt, ist zum besseren Verständnis der Wurzeln der menschlichen Kommunikation hilfreich.

Das ungeborene Kind lebt in einer sehr geschützten Welt. Mehrfach umhüllt kann es sich in Ruhe entwickeln. Die Hüllen (Fruchtwasser, Gebärmutter, knöchernes Becken der Mutter, Muskelwand des Bauches) stellen zum einen Schutz dar, zum andern tritt dem Kind in ihnen zum ersten Mal ein Gegenüber entgegen.

Bereits im Mutterleib steht das Kind mit der Welt in Beziehung. Die Signale, die es aufnimmt, sind von unterschiedlicher Qualität. Da ist zum einen das gleichmäßige Fließen des Fruchtwassers mit seiner speziellen sanften Berührungsqualität. Dann erfährt das Kind mit zunehmender Größe die Begrenztheit seines Lebensraumes. Es stößt an Wände: die Gebärmutterwand. Manchmal erlebt es Druck: Vorwehen. Manchmal spürt es „von weit draußen" eine Veränderung: vielleicht die Hand der Mutter oder des Vaters, die mit dem Kind Kontakt aufnehmen möchte. Das Kind selbst reagiert mit zunehmender Reife auf beispielsweise unangenehme Positionen der Mutter, auf Geräusche oder heftige Bewegungen selbst mit Lageveränderungen oder Bewegungen. Diese Reaktionen des Kindes werden wiederum von der Mutter wahrgenommen: ein erstes „Gespräch" zwischen Mutter und Kind findet statt!

Lebensbegleitende Geräuscherlebnisse

Auch die Geräusche binden das Kind an eine Welt an, die vom ersten Augenblick an eine dialogische ist. Eingebettet in den Pulsschlag der Mutter (70/140/70) erfährt das Kind den Dreier-Takt, wird tagein tagaus im Mutterleib geschaukelt und gewiegt. Das ist einprägsam und bleibt als Erinnerungsspur erhalten. So werden rhythmische Erfahrungen lebenslänglich an die wohlige Erfahrung im Mutterleib erinnern! Die Fortsetzung der ersten rhythmischen Erfahrungen ist im Streicheln, sanften Klopfen, Wiegen, Schaukeln und Singen einfacher Kinderlieder zu sehen. Bei allen Menschen aller Kulturen und Altersstufen lösen diese Bewegungen ein angenehmes Gefühl aus, Sehnsucht nach Geborgenheit und einem Zustand der Gelöstheit. Neben den Geräuschen, die vom Organismus der Mutter stammen, dringen auch Geräusche aus der Außenwelt zum Kind: Musik, Stimmen, unterschiedliche Klänge und Töne. So wird das noch ungeborene Kind mit einer für sein Leben typischen Geräuschkulisse vertraut. Untersuchungen belegen, dass aus dem vorgeburtlichen Leben bekannte Stimmen und Klänge vom Kind wieder erkannt werden und meist in der Lage sind, einen beruhigenden Einfluss auf den Säugling auszuüben.

> » Die bergende Höhle des Mutterleibes wird vorzeitig verlassen, aber die bergende Höhle des mütterlichen Gefühles, der Liebe und der Zuwendung muss an ihre Stelle treten. Ohne eine solche Ansprache und Geborgenheit ist das Kind von schnellem Verfall oder lebenslänglichem Schaden bedroht. (Flittner, zit. n. Schenk-Danzinger 1974, S. 31) «

Lebensbegleitende Berührungserlebnisse

Folgende Berührungserfahrungen sind dem Menschen von Anbeginn seines Lebens bekannt:

- Sanfte Bewegungen und sanfte Berührungen begleiten das vorgeburtliche Leben.
- Kräftige Berührungen begleiten das Kind aus dem Körper seiner Mutter hinaus.
- Zahlreiche Berührungen unterschiedlichster Qualität machen ein intensives Leben nach der Geburt erst möglich.

Dies bedeutet, dass die Berührung als Urquell aller Sinnesempfindungen angesehen werden kann, als Wurzel all jener Möglichkeiten, mit der Welt der Anderen in Beziehung zu treten. Dementsprechend ist der Berührung von klein auf große Aufmerksamkeit zu schenken. Ebenso wie die Lungen Luft zum Atmen brauchen, der Körper Nahrungsstoffe, um zu wachsen und am Leben zu bleiben, braucht die Haut Stimulation.

> » Berührt, gestreichelt und massiert zu werden, das ist Nahrung für das Kind. Nahrung, die genauso wichtig ist, wie Mineralien, Vitamine und Proteine. Nahrung, die Liebe ist. Wenn ein Kind sie entbehren muss, will es lieber sterben. Und nicht selten stirbt es wirklich. (Leboyer 1979, S. 17) «

Was bedeutet das nun für unser Thema? Was hat das alles mit dem zu tun, was man täglich an Kommunikation, an Gesprächen erlebt?

Ein Blick in die Entwicklung des Kindes in seinen ersten Lebensjahren lässt recht deutlich erkennen, wie sich der komplexe „Kommunikationsbaum" späterer Jahre einst entfaltet hat und wie sehr alle Menschen lebenslänglich von einer geglückten Entwicklung dieser Jahre abhängig bleiben.

Es ist wichtig,

- was ein Kind pränatal wahrnimmt!
- was ein Kind bei der Geburt erlebt!
- wie die Menschen unmittelbar nach der Geburt mit dem Kind umgehen!

Prä- und perinatale Einflüsse sind bis zu einem gewissen Grad prägend für den weiteren Entwicklungsverlauf des Kindes. !

2.4.2 Einfache Kommunikationssequenzen

Während die pränatale Kommunikation ausschließlich eine körpersprachliche Kommunikation ist, tritt mit dem Tag der Geburt die Möglichkeit der Lautäußerung hinzu: der Wechsel von Signal und Gegensignal begleitet das Kind schrittweise durch seine neu zu erobernde Welt. Diese Welt besteht aus einer großen Anzahl unterschiedlicher Signale, deren Bedeutung vom Kind erst gelernt werden muss. Gleichzeitig kann das Kind selbst Signale von sich geben. Einen der ersten Lernschritte im Leben des Kindes stellt die Unterscheidung verschiedener Signale dar und deren differenzierte Anwendung. Bald schon werden bestimmte Äußerungen mit bestimmten Stimmungen und Bedürfnislagen assoziiert. Die Signale, die das Kind von sich aus seiner Umwelt mitteilen kann, sind zum einen Bewegungen (*körpersprachliche Kommunikation*), zum anderen Laute (*präverbale, später verbale Kommunikation*).

In diesem frühen Stadium der kindlichen Entwicklung lässt sich der kommunikative Vorgang in relativer Klarheit nachvollziehen.

Praxis

Ein Beispiel soll dies erläutern: Das Kind spürt in sich ein „Etwas". Dieses „Etwas" ist ein unangenehmes Gefühl, zu dem wir Hunger sagen. Nun reagiert das Kind auf dieses Unbehagen und gibt ein Signal von sich. Auf dieses Signal wird es – unterschiedlich rasch – eine Antwort erhalten, eine Reaktion der Umwelt. Die Mutter wird es auf den Arm nehmen, wird es stillen oder ihm die Flasche geben. Folgende Schritte lassen sich nachvollziehen: *Unbehagen – Signal – Antwort.* Damit wäre eine einfache Interaktionssequenz, eine einfache Kommunikation, zunächst einmal abgeschlossen. *Jedoch liegt in jedem Ende auch ein Anfang:* die Mutter legt in ihre Antwort auf das Signal ihres Kindes ihrerseits wiederum eine Reihe von Informationen, die beim Kind ankommen. So wird sich das Kind durch die Art und Weise, wie sich die Mutter ihm nähert, wie sie es auf den Arm nimmt und in welchem Tonfall sie mit ihm spricht, ein bestimmtes Bild machen. Es erfährt eine „gute" oder eine „böse" Umwelt. Es erlebt eine Welt, die auf seine Bedürfnisse gut oder schlecht reagiert und ihm so das Gefühl von Sicherheit oder Unsicherheit gibt.

Aus der einfachen Kette: Unbehagen – Signal – Antwort entsteht ein Dialog, der in mehreren Schleifen intensiviert, fortgesetzt und schließlich beendet wird (▫ Abbildung 2.8). Dieser Dialog ist von einer Ordnung geprägt, von einer für die jeweiligen Personen typischen Reihenfolge von Signalen. Nur durch die Regelmäßigkeit bestimmter Abläufe in der Beziehung zwischen Mutter und Kind, also in deren Kommunikation, wird es dem Kind möglich, das Gefühl von Sicherheit zu erlangen. Das Bedürfnis, seine Umwelt zu organisieren und Ordnung in komplexe Abläufe zu bringen, bleibt nicht nur als Möglichkeit lebenslänglich erhalten, sondern auch als Bedürfnis!

In welchem Maße es einem Menschen möglich wird, Geborgenheit und Sicherheit in „der Welt" zu verspüren, hängt ganz entscheidend von den ersten Möglichkeiten und Erfahrungen im Dialog mit seinen ersten Bezugspersonen ab. !

Bereits bei diesen ersten einfachen Kommunikationssequenzen greifen *körpersprachliche* und *lautsprachliche* (nonverbale und präverbale) Elemente in einander über. Allerdings bedarf es noch vieler Entwicklungsschritte, bis das Kind zu einer differenzierten Sprache kommt.

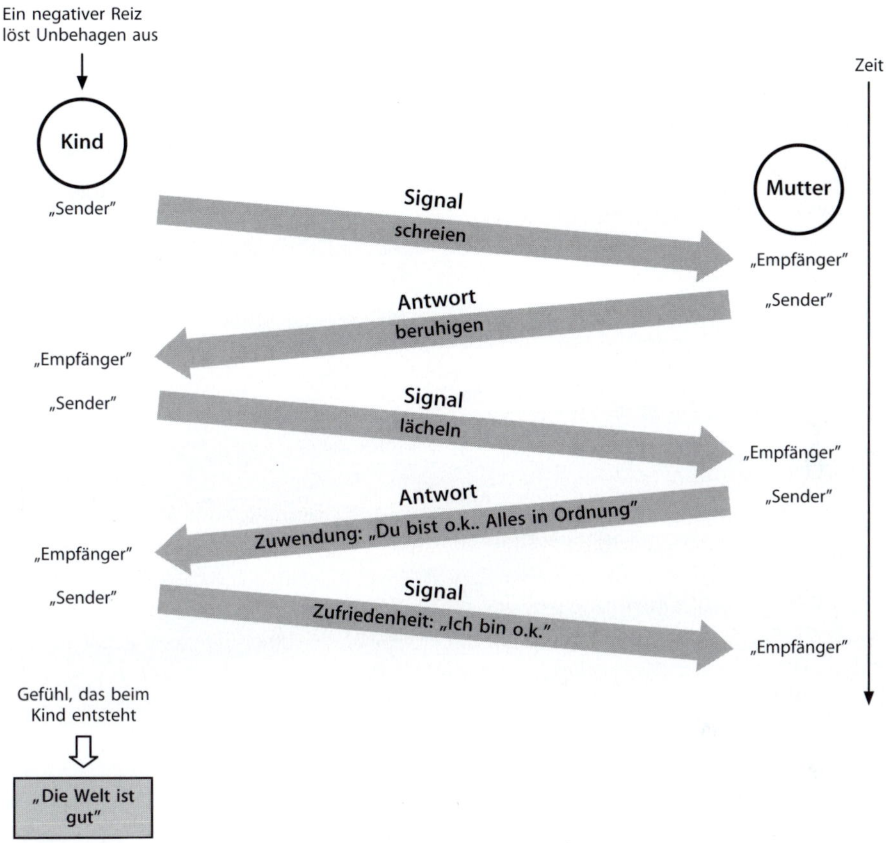

Abb. 2.8a Beispiel erster Kommunikationsschleifen zwischen Mutter und Kind: positive Reaktion der Mutter auf das Schreien des Kindes

Die wesentlichen Erfahrungen und Lernprozesse der ersten Lebensabschnitte eines Kindes laufen über Berührungen ab. So lernt das Kind beispielsweise durch unterschiedliche Berührungserfahrungen zwischen „Das bin *Ich*“ und „Das bin *Nicht-Ich*“ zu unterscheiden. Wie geschieht das?

Reflexion

Stellen Sie sich ein kleines Kind vor, für das alles, was es sieht, hört, wahrnimmt gleichsam eine Verlängerung, eine Ausdehnung seines Wesens, seines Ichs ist. Die Unterscheidung zwischen dem eigenen Körper und der Welt außerhalb dieses Körpers kann noch nicht vollzogen werden. Berührt nun ein Kind mit seiner Hand die Hand der Mutter, so erlebt es einen Teil der Welt, der nicht zu seinem Körper gehört, der „anders" ist. Durch oftmalige Wiederholung dieser Erfahrung lernt das Kind allmählich zwischen sich und anderen Teilen seiner Umwelt zu unterscheiden. Gleichzeitig ver-

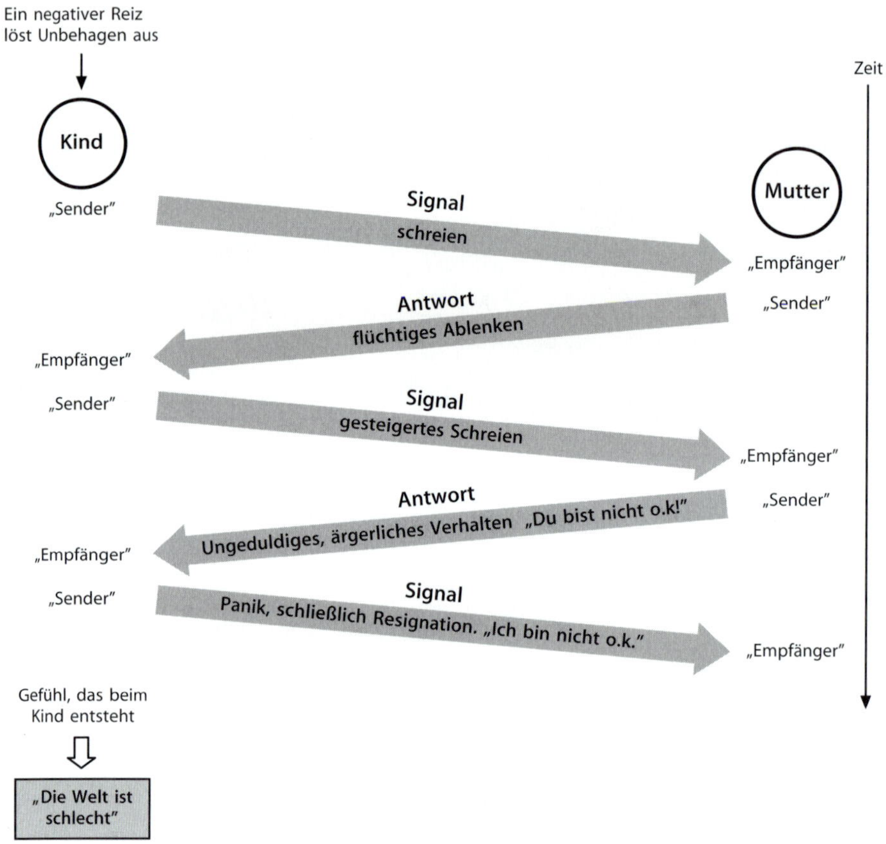

Abb. 2.8b Beispiel erster Kommunikationsschleifen zwischen Mutter und Kind: negative Reaktion der Mutter auf das Schreien des Kindes

mitteln unterschiedlichste Berührungen des Kindes am eigenen Körper – z. B. eine Hand berührt den Fuß – ein Gefühl für die eigenen Körpergrenzen sowie für die Beziehung der einzelnen Körperteile zu einander.

Primäres Tor zur Welt ist die Sprache der Berührung.

Das Kind erobert sich über die verschiedenen Berührungserfahrungen seine „innere Landkarte". Der wesentliche Motor dieser Prozesse und gleichsam ein menschliches Grundbedürfnis ist die Neugierde, die Freude an der Erforschung der Umwelt. Immer wiederkehrende Berührungserlebnisse sowie zahlreiche neue Bewegungserfahrungen und damit verbundene Berührungsqualitäten führen das Kind Schritt für Schritt weiter in seinem Entwicklungsprozess (Abbildung 2.9–2.11).

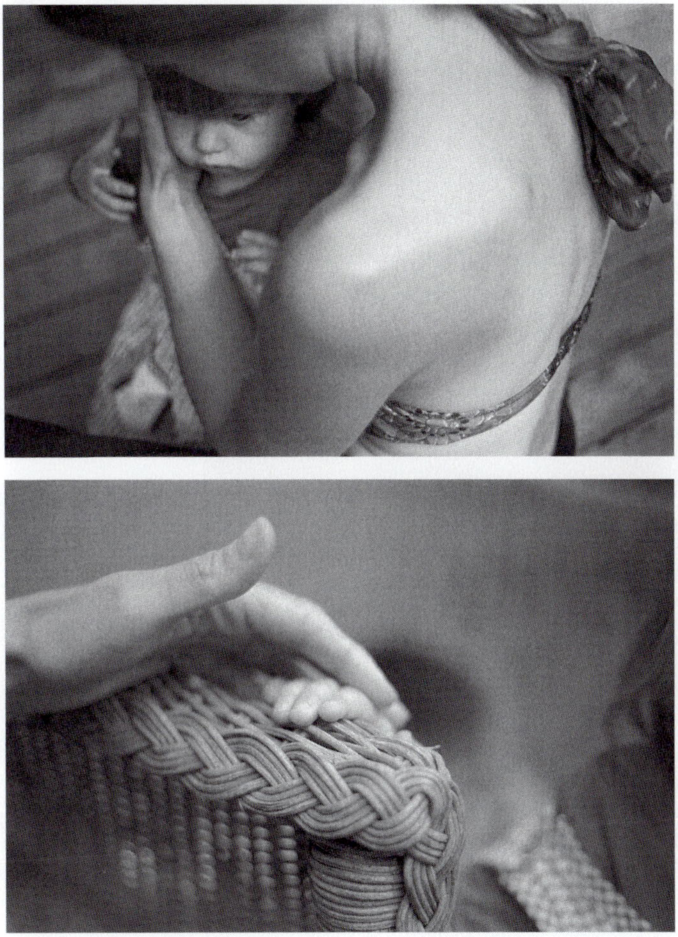

Abb. 2.9 Zwar wird die bergende Höhle des Mutterleibs vorzeitig verlassen, doch mütterliche Liebe tritt an ihre Stelle

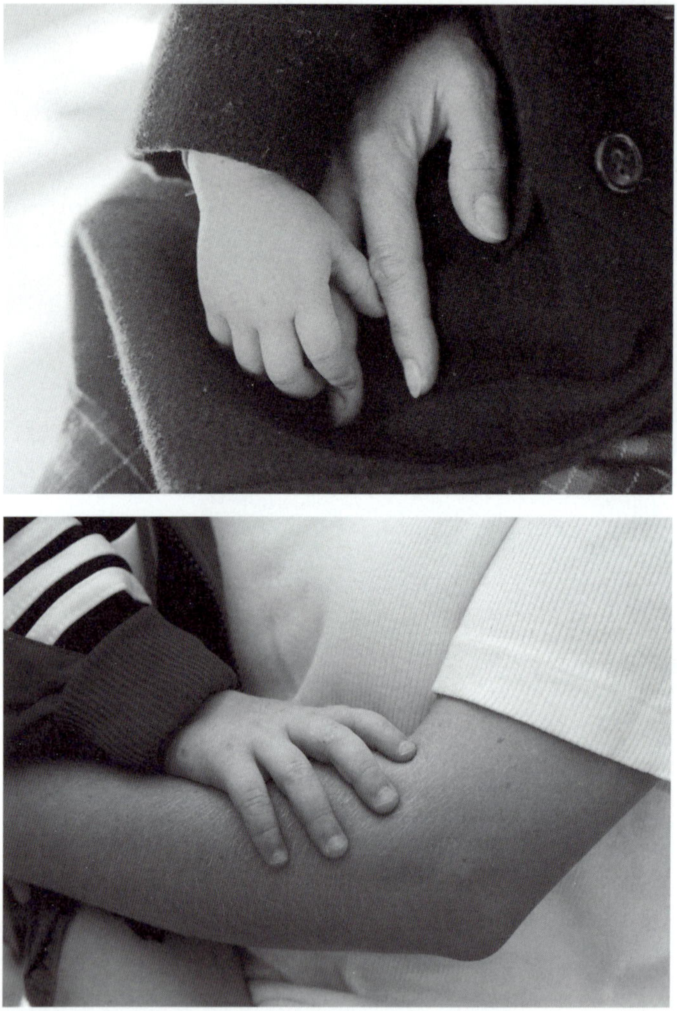

Abb. 2.10 Berührt ein Kind mit seiner Hand die Hand der Mutter, so erlebt es einen Teil der Welt!

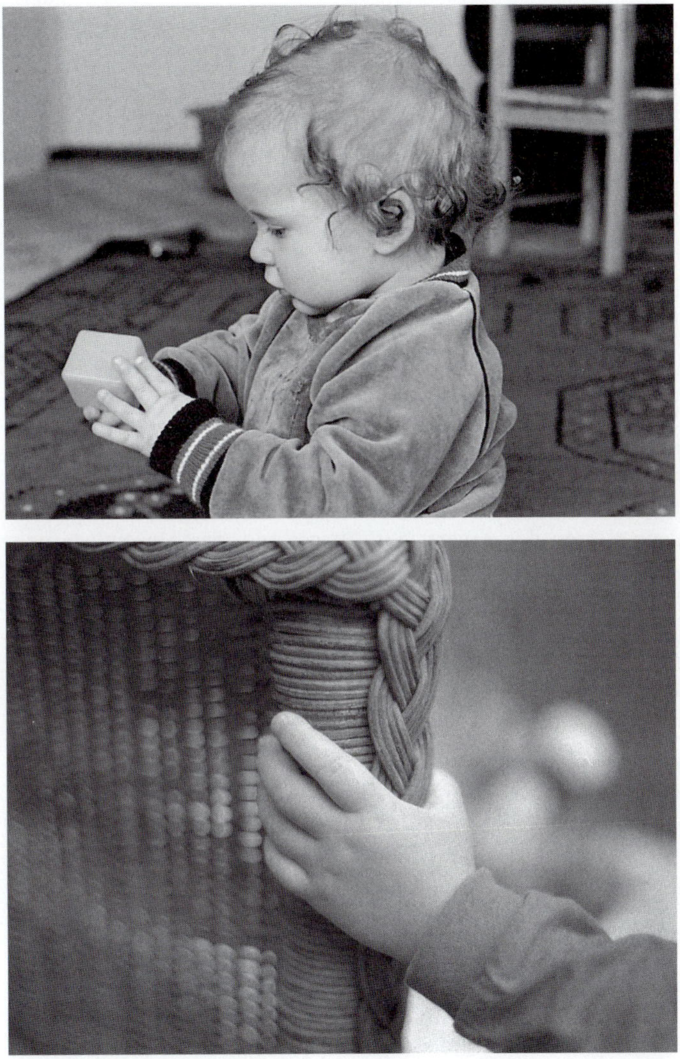

Abb. 2.11 Durch verschiedene Berührungserfahrungen lernt das Kind zwischen Ich und Nicht-Ich zu unterscheiden

2.4.3 Grundelemente frühkindlicher Kommunikation

Der Ausbau der kindlichen Möglichkeiten, sich selbst in der Welt zu erfahren und zu „begreifen", führt zu einem raschen Zuwachs an Komplexität in der Kommunikation. Die einzelnen Schritte aufzuzeigen, würde zu weit in die Entwicklungspsychologie führen. Hier seien nur kurz jene Grundelemente der frühkindlichen Kommunikation zusammenfassend dargestellt, die lebenslänglich wichtig bleiben (vgl. 3.5 und 3.6).

Körpersprache

Als erstes sei die *Körpersprache* hervorgehoben. Bei diesem zentralen Begriff in der Kommunikation – egal welchen Alters – kann man zwei Bereiche unterscheiden. Zum einen gibt es einen sog. *primären* Bereich, der kollektiv angelegt und verstanden wird. Beobachtungen an taub-blind geborenen Kindern haben gezeigt, dass auch diese ein großes Repertoire an mimischen und gestischen Äußerungen haben, die durchaus vergleichbar jenen „normaler" Kinder sind: auch diese Kinder lachen, weinen, zeigen Gesten des Ärgers, der Zuwendung, des Abwendens oder Errötens. Zum anderen gibt es auch im Bereich der Körpersprache den *sekundären*Anteil, jenen Anteil, den man im Laufe der Entwicklung durch Nachahmen in einer speziellen Umwelt, in der Familie und dem kulturellen Umfeld erwirbt.

Rhythmusausgleich

Ein weiteres Grundelement der Kommunikation ist in dem Bedürfnis nach einem *Rhythmusausgleich* in der Beziehung zu sehen. Dies setzt voraus, dass ein Gegenüber wahrgenommen und als von der eigenen Person getrennt erlebt werden kann. Dieses Gegenüber muss ferner prinzipiell als „gut" erfahren und akzeptiert werden. Erst dann kann der Dialog zwischen den Partnern beginnen, der schließlich zu einem „Miteinander-Schwingen" werden kann.

Aktion und Reaktion

Schließlich sei noch auf das Grundmuster von *Aktion und Reaktion* verwiesen. Der Wechsel zwischen Aktion und Reaktion im Rollentausch ist der Beginn jedes zwischenmenschlichen Dialoges. Bereits der Säugling ist in der Lage, dieses Muster aufzugreifen und im Laufe seiner Entwicklung auszubauen. Dabei spielt die Art und Weise, wie die Umwelt auf dieses „Angebot" des Kindes eingeht, eine entscheidende Rolle. Der philosophische Satz: „So wie wir angesprochen werden, so werden wir sprechen" besitzt große Gültigkeit!

2.4.4 Psychosoziale Entwicklung und Kommunikation

Zu Beginn des Lebens ist die Fähigkeit zur Kommunikation gleichbedeutend mit der Fähigkeit, zu überleben. Nur eingebettet in ein soziales Netz von Menschen, die bereit und in der Lage sind, auf die Bedürfnisse des Kindes einzugehen, kann ein Säugling „durchkommen". In den ersten Lebensabschnitten ist die

Berührung die wesentlichste Quelle für Kontaktaufnahme und Beziehungsgestaltung. Wissenschaftler gehen sogar so weit, dass sie zur Aussage kommen:

Ohne Berührung kein Leben!

Im Laufe der ersten Lebensjahre schreitet die Entwicklung des Kindes vehement voran. Entwicklungsprozesse unterschiedlichster Art greifen ineinander über und bedingen einander. Dabei kommt der Fähigkeit des Kindes, mit seiner Umwelt Kontakt zu haben und zu halten, große Bedeutung zu. Nur wenn der Austausch, die Kommunikation mit der Welt des Kindes gut funktioniert, ist eine gesunde psychosoziale Entwicklung möglich. Verschiedene entwicklungspsychologische Modelle beschreiben den Weg des Kindes von der Geburt bis hin zur Möglichkeit, relativ „selbstständig" zu sein, auch als Weg stetig sich wandelnder Kommunikationsformen. An dieser Stelle seien die bahnbrechenden Arbeiten von Mahler und Erikson genannt.

Die seelische Geburt des Menschen

Der Schwerpunkt von Mahlers Arbeiten liegt in der genauen Beobachtung der Entwicklung kleiner Kinder. Sie hat dem Begriff der körperlichen Geburt den Begriff der seelischen Geburt gegenübergestellt. Diese zweite, die *seelische Geburt* des Kindes, erstreckt sich über einen Zeitraum von ca. drei Jahren und umfasst verschiedene Abschnitte mit sehr unterschiedlichen Merkmalen und einer jeweils eigenen Dynamik für das Kind, aber auch für die Menschen, die sein Leben begleiten. Im Zentrum dieser psychischen Geburt steht die Polarität zwischen der Sehnsucht nach einem verschmelzenden *Einssein* und dem Bedürfnis nach *Getrenntsein*, dem Drang, die Welt jenseits der Mutter-Kind-Beziehung zu erforschen. Vollzogen ist diese Geburt dann, wenn das Kind eine klare Trennung zwischen *Ich* und *Umwelt* ziehen kann, d.h. wenn es sich selbst als eigenständiges Individuum begreifen kann (*Ich* bin *Ich*) und sein Gegenüber als stabiles Objekt (*Du* bist *Du*). Der Weg dorthin ist ein schwieriger, geprägt von intensiven Auseinandersetzungen mit der engeren Mitwelt (Mutter, Familie) und der weiteren Umwelt (Raum, Umgebung). Ist die psychische Geburt geglückt, so stellt dies die beste Voraussetzung für ein natürliches Selbstverständnis, ein positives Selbstwertgefühl und für eine befriedigende Liebes- und Beziehungsfähigkeit dar.

Im Folgenden werden die wesentlichsten Stationen auf diesem Weg zur „zweiten Geburt" dargestellt. Der Fokus liegt dabei auf der Bedeutung einzelner Entwicklungsschritte in Bezug auf die Kommunikation.

Erster Schritt

Die Fortsetzung intrauteriner Erlebnisqualitäten erleichtert dem Kind seinen Start in das Leben außerhalb des schützenden Mutterleibes. Hände, die streicheln, Stimmen, die sanfte Töne von sich geben, leise Klänge, gedämpftes Licht machen den Reizansturm für das Kind erträglich. Verbunden mit diesen ersten Erfahrungen rund um die Geburt sind erste Lernmöglichkeiten, erste Möglichkeiten, sich der

Welt mitzuteilen: Das Kind schreit, gibt ein Signal von sich. Die Art und Weise, wie auf dieses Signal reagiert wird, legt den Grundstein für den weiteren Verlauf der frühkindlichen Kommunikation, aber auch seiner gesamten psychosozialen Entwicklung, seines Gefühls von Geborgenheit im sozialen Gefüge und seines Vertrauens in die Welt (Urvertrauen). In diesen ersten Wochen ist das Kind in erster Linie mit sich beschäftigt. Es muss zu einem neuen Gleichgewicht in der Welt außerhalb der Mutter finden.

Zweiter Schritt

In den folgenden Monaten kann das Kind noch nicht zwischen *Ich* und *Du* unterscheiden. Alles, was es erlebt und erfährt, ist gleichsam eine Fortsetzung seiner eigenen Person. Man könnte diesen Zustand mit dem Satz umschreiben: *Alles ist ein großes Ich.* Im Erleben des Kindes gibt es zwischen Mutter und Kind noch keine klaren Grenzen. Durch wiederholte Berührungs- und Bewegungserfahrungen kann das Kind viel über den eigenen Körper und dessen Begrenztheit lernen. Allmählich entsteht ein inneres Bild vom eigenen Körper (innere Landkarte). In der Kommunikation zwischen Mutter und Kind kommt der Berührung nach wie vor eine zentrale Bedeutung zu. Über den Kontakt zum mütterlichen Körper erfährt das Kind *alles.* Auf den Armen der Mutter kann es nicht nur Geborgenheit empfinden, es kann auch seine eigenen Körpergrenzen spüren. Es kann z. B. merken, dass die Mutter anders warm ist als der eigene Körper, es kann an der Haltung der Mutter, ihren Bewegungen, ihrer Stimme ein Bild ihrer Einstellung zur Welt oder zu anderen Gesprächspartnern erahnen. All diese Erfahrungen (*kinästhetische Kommunikationselemente)* führen dazu, dass sich das Kind in seinem Interesse immer mehr seinen Außengrenzen und damit der Welt zuwendet.

Dritter Schritt

Etwa ab dem fünften Monat gelingt es dem Kind immer besser, sich aus der engen Beziehung zur Mutter zu lösen. Es hat bereits ein Bild seiner Körpergrenzen entwickeln können und die Unterscheidung zwischen *Außen* und *Innen*fällt immer leichter. Der Drang, die Welt zu erobern, zu erforschen, dieses Draußen besser kennen zu lernen, steht dem Bedürfnis nach inniger Nähe gegenüber, gewinnt aber immer häufiger die Oberhand. Die rasante Entwicklung der Motorik, der Wahrnehmung, des Gedächtnisses und anderer psychischer Funktionen eröffnet dem Kind immer größere Erfahrungsmöglichkeiten. Die Kommunikation mit der Außenwelt schreitet in raschem Tempo fort. In welcher Art und Weise auf die Signale des Kindes reagiert wird, wie sich die Umwelt in der täglichen Kommunikation mit dem Kind verhält, wird sein Interesse, seinen Mut zur Auseinandersetzung, seine Freude am Experimentieren stark beeinflussen. Da das Kind in diesem Alter noch stark auf die Hilfe seiner Umwelt angewiesen ist, wird das gesamte Repertoire an Signalen – körpersprachlichen und lautsprachlichen – ausgeschöpft, um mit der Welt in Kontakt zu sein. Das Kind versucht, sich mit allen ihm zur Verfügung stehenden Mitteln mitzuteilen. Die Struktur der „Gespräche“ zwischen dem Kind und seiner Umgebung ähneln den „Guckuck-Da-Spielen“. Sie sind Ausdruck eines spielerischen

Umganges mit dem Thema Getrenntsein. Das Fortgehen und Zurückkommen des Partners wird zum Dreh- und Angelpunkt der kindlichen Existenz.

Vierter Schritt

Die fortschreitende motorische Entwicklung ermöglicht dem Kind eine Fortbewegung von der Mutter: Krabbeln, Kriechen, Stehen und schließlich Gehen lässt das Thema *Nähe* und *Distanz* wichtig werden. Zum ersten Mal im Leben des Kindes kann es sich selbst aktiv von der Mutter entfernen. Es kann sich der Welt zuwenden, wenn es bereit ist, die schützende Nähe der Mutter aufzugeben. Zentrum der kindlichen Welt bleibt jedoch immer noch die Mutter (oder die zentrale Bezugsperson), die gleichsam zum Angelpunkt der Welt, zum „Heimathafen" des Kindes wird. Das Kind übt Distanz zu schaffen, um sich auf neue Entdeckungsfahrten einzulassen. Eine ganz wichtige Form, die entstehende Distanz zu überbrücken und emotionale Sicherheit zu behalten, ist der Blickkontakt. Durch ihn wird gleichsam ein unsichtbares Band zwischen Mutter und Kind gewoben, das den emotionalen Faden nicht abreißen lässt. Der Blickkontakt ist in dieser Phase ein wichtiges Medium der Kommunikation und soll es auch für die weitere Entwicklung bleiben. Die Möglichkeit, einem geliebten Menschen in die Augen schauen zu können, bleibt ein Leben lang wichtig, gibt in schweren Stunden Mut und in entscheidenden Augenblicken Kraft.

Fünfter Schritt

Das Hauptthema in der Zeitspanne zwischen eineinhalb Jahren und drei Jahren heißt *Ambivalenz*. Das Kind erlebt einerseits, wie sich der Horizont seiner Erfahrungen fast täglich erweitert. Andererseits erfährt es sich als begrenzt, als abhängig. Die Kommunikation ist in diesem Alter schon sehr komplex. So werden ambivalente Strömungen durchaus auch in der Körpersprache zum Ausdruck gebracht. Zum einen treten Widersprüche zwischen verbalen Äußerungen und Bewegungen auf, zum anderen können Widersprüche auch in der Bewegung selbst liegen, z. B. wenn durch Störungen von außen, wie es etwa Verbote darstellen, die Harmonie der inneren Gefühle gestört wird. Kongruente bzw. inkongruente Kommunikation auf der Körperebene lässt sich in diesem Alter an Kindern sehr gut beobachten. So kann man beispielsweise sehen, welche Zerissenheit in einem Kind entsteht, wenn es gerne zu einem Hund laufen möchte, das Verbot der Mutter es aber zurückhält.

Sechster Schritt

Im dritten Lebensjahr tritt das Kind in den abschließenden Prozess seiner Individuation, seiner Ich-Entwicklung, ein. Es kann die Spaltung von „guter" und „böser" Welt überwinden. Es kann sich selbst als eigenständiges, von der Bezugsperson getrennt existierendes Wesen begreifen. Darüber hinaus gelingt es dem Kind immer besser, die Abwesenheit einer geliebten Person zu ertragen. Es ist in der Lage, ein inneres Bild des geliebten Menschen entstehen zu lassen. Dieses innere Bild begleitet das Kind bei seinen Erkundungen und gibt ihm die innere Gewissheit, geliebt und begleitet zu sein. Dabei hat es eine große Leistung vollbracht, indem es die Spaltung – hier „böse" Mutter, dort „gute" Mutter – überwunden und die Mutter als eine Person mit verschiedenen Seiten verinnerlicht hat. Ich bin Ich und Du bist Du: das ist die *Kernaussage* dieser Entwicklungsphase, wenn sie positiv durchlaufen werden konnte.

Die entscheidenden Lernprozesse im zwischenmenschlichen Miteinander sind nun grundgelegt. Sie werden im Wesentlichen von zwei Kernerfahrungen geprägt, von der Erfahrung:

- der Ganzheit und des Einsseins und
- der Loslösung und Grenzbildung.

Die Versöhnung beider Strebungen wird als *Konstanz* bezeichnet.

Die aus den widerstrebenden Bedürfnissen nach Nähe einerseits und Getrenntsein andererseits entstehenden Dilemmata werden den Menschen ein Leben lang begleiten!

» Alle spätere Liebe und Zwiesprache ist ein Bestreben des Menschen, seine Sehnsucht nach Wiederherstellung der verlorenen Glückseligkeit des Einsseins und sein ebenso intensives Bedürfnis nach Getrenntsein und eigenständiger Individualität in Einklang zu bringen (Kaplan 1981, S. 13) «

Folgt man der Ansicht namhafter Wissenschaftler, so gehört es zum Wesen des Menschseins, dass man sich lebenslänglich mit dem Kreislauf des Losreißens und der Rückkehr zum „Heimatstützpunkt" auseinander setzt. Die Choreografie und die Rhythmen des persönlichen Kreislaufes von Losreißen und Rückkehr sowie die spezifischen Kommunikationsformen sind durch die Ereignisse der zweiten Geburt in Bewegung gesetzt worden.

Der Lebensbogen: Von der Geburt bis zum Tod

In den folgenden Jahren kommt es im Wesentlichen nur noch zu einem Ausbau und einer Verfeinerung der kommunikativen Möglichkeiten, dies vor allem in Bezug auf die sprachliche Komponente. Auch wird sich der Schwerpunkt der Kommunikationsbereiche im Laufe der Entwicklung durch die Veränderung der wichtigen Bezugsgruppen verlagern. Dieser Aspekt wird anhand des Modells von Erikson erläutert.

Erikson hat in seinem bekannt gewordenen Modell der psychosozialen Entwicklungsstadien versucht, einen großen Bogen von der Geburt bis zum Tod zu spannen. Mag das Modell auch hie und da Kritiker gefunden haben, so eignet es sich doch hervorragend, um in einer großen Zusammenschau der menschlichen Entwicklung jene Aspekte vergleichend zu betrachten, die jeweils zum „Hauptthema" eines bestimmten Lebensabschnittes werden. Die nachfolgende Skizze greift zwei Aspekte heraus: Zum einen handelt es sich um die seelischen Erlebnisformen, zum anderen um die sozialen Bezugsgruppen, die für die jeweiligen Lebensphasen und damit auch für die Kommunikation zentral sind.

Ein Blick auf ◘ Abbildung 2.12 zeigt, dass sich der soziale Radius des Kindes nach der ersten Zeit im Schoß der Familie drastisch erweitert.

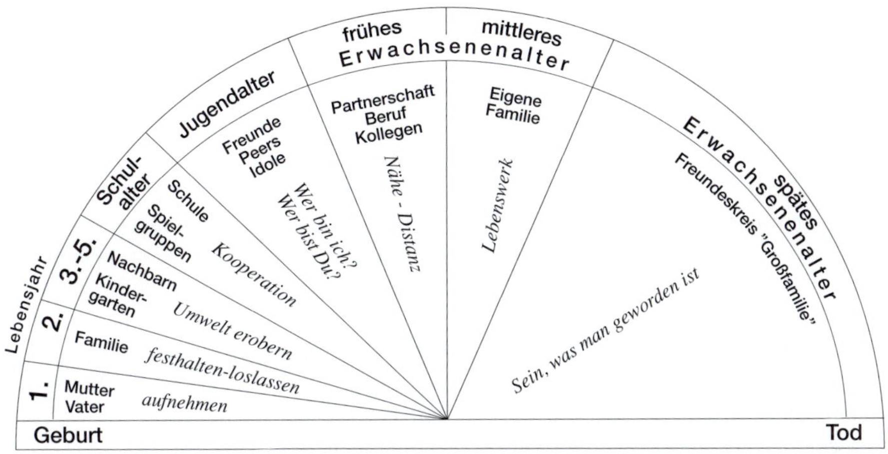

Abb. 2.12 Bezugsgruppen und seelische Erlebnisformen im Verlauf der psychosozialen Entwicklung nach Erikson

Frühe und mittlere Kindheit

Mit dem Eintritt in das *Kindergartenalter* wird die Beziehung zu Gleichaltrigen wichtig, aber auch der Kreis der Erwachsenen erweitert sich: Nachbarn und Freunde der Eltern, Großeltern und andere Verwandte werden gerne für gemeinsame Aktivitäten gewonnen. Im Umgang mit all diesen Menschen übt das Kind neue Formen des Miteinanders, stößt auf unbekannte Regeln, kann Bewährtes erproben. Die Kommunikation wird vielschichtiger, und dies vor allem wegen der vielfältigen Modelle, die dem Kind nunmehr zur Verfügung stehen. So ist dies auch die Zeit, in der über verschiedenste Spiele unterschiedlichste Rollen, Verhaltensweisen und Ausdrucksmöglichkeiten ausprobiert und geübt werden. Auf dem Hintergrund der primären Kommunikationserfahrungen wird das Kind nun entweder die gewohnten Strukturen verfestigen oder neue Wege versuchen. Wie bei der gesamten Entwicklung, so spielt auch hier die Neugierde des Kindes, seine Lust an Entdeckung und Eroberung neuer Welten eine große Rolle! Kommunikation wird spielerisch eingesetzt, um sich selbst neu, besser, anders kennen zu lernen. Dieses Verhalten setzt sich bis ins höhere *Schulalter* fort. Allerdings tritt zunehmend der Aspekt der Kooperation, des Einfügens in eine soziale Gruppe in den Vordergrund.

Jugendalter

Im *Jugendalter* kommt ein neuer Aspekt der Kommunikation hinzu, der bisher nur eine untergeordnete Rolle gespielt hat. Es handelt sich dabei um die Entwicklung eigener „Sprachen" innerhalb eines speziellen sozialen Gefüges. Man spricht dann von „der Sprache der Jugend", von Jugendkultur, Jugendjargon, von neuen Sprach- und Wortschöpfungen. Nicht mehr Lernen am Vorbild der Erwachsenen ist Thema, sondern selbst Verschiedenstes auszuprobieren, eine eigne Sprache zu kreieren, in Abhebung von gelernten und eingeübten Mitteilungsformen neue kommunikative Umgangsformen zu finden. Kommunikation wird zum Stilmittel einer ganzen Generation und steht im Dienste der zentralen seelischen Erlebnisform dieses Alters, nämlich der Suche nach sich selbst, der Suche nach der eigenen Identität: „Wer bin ich? Wer bist du?“

Standen in der frühen Entwicklung des Kindes körperliche Berührungen im Vordergrund, so geht es in diesem Lebensabschnitt in erster Linie um die Berührung mit anderen Ideen. Ganze Welten können sich Jugendlichen eröffnen, wenn sie in die Ideengebäude anderer Zeiten oder herausragender Persönlichkeiten eintauchen. Es ist die Zeit der Ideale – aber auch der Idole.

Frühes Erwachsenenalter

Mit dem Eintritt in das *frühe Erwachsenenalter* gewinnt die berufliche Verwirklichung und die Suche nach einer Lebenspartnerschaft an Bedeutung. Dementsprechend werden die kommunikativen Formen ganz in den Dienst dieser Lebensaufgaben gestellt. Je nach Beruf wird es nötig sein, spezielle Kommunikationsformen neu zu erlernen, neue Techniken sich anzueignen und sein Repertoire zu erweitern oder zu ergänzen. Doch dies kann nur auf einer gesunden Basis erfolgreich sein. Die Lerngeschichte der ersten Beziehungsgeschichten aus Kindheit und Jugend werden auch weiterhin den Kommunikationsstil bestimmen. Oft bedarf es ganz gezielter Trainingsmethoden, um Defizite auszugleichen oder erlittene Einschränkungen zu lösen. Das Thema Nähe und Distanz erlebt eine Neubelebung und kann neu bearbeitet, neu bestimmt werden.

Mittleres Erwachsenenalter

Die Zeit des *mittleren Erwachsenenalters* ist in aller Regel in Bezug auf die kommunikative Entwicklung eine Zeit der Konsolidierung. Die Menschen haben zu ihrem Stil gefunden, wissen, wie sie im beruflichen und privaten Bereich interagieren, kennen ihre Stärken und Schwächen. Der Aufbau der eigenen Familie lässt sie selbst zum Angelpunkt in der Entwicklungsgeschichte ihrer Kinder werden. In der Interaktion mit ihren Kindern können sie ihre eigene Lerngeschichte gleichsam noch einmal erleben, diesmal aus der Perspektive des Erwachsenen. So werden aus den „Sendern“ „Empfänger“ und umgekehrt!

Alter

Mit *zunehmendem Alter* verändert sich auch die Kommunikation. Zum einen liegt das an den veränderten Bedingungen des alten Menschen, zum anderen an den Veränderungen im sozialen Umfeld. Oft ist es schwer bis unmöglich, alte Kontakte zu halten, andererseits wird es mühsam, neue Kontakte zu knüpfen! Je älter die Menschen werden, desto mehr fällt vom sog. „Überbau“ der Kommunikation ab. Die Interaktion wird „einfach“ – man könnte auch sagen „wesentlich“. All das, was zu Beginn des Lebens bedeutsam war, im Laufe der Entwicklung mehr oder weniger in den Hintergrund getreten ist, kommt im Alter wieder als Grundbedürfnis zum Vorschein. Zur Erinnerung sei nochmals auf die Grundelemente frühkindlicher Kommunikation hingewiesen: das Element der Körpersprache, das

Bedürfnis nach Rhythmusausgleich und die Möglichkeit eines Austausches zwischen Geben und Nehmen, von Aktion und Reaktion. Körpersprachliche Ausdrucksformen gewinnen im Alter wieder an Bedeutung und oft ist es nur mehr der Weg über den Körper, über die Berührung, der eine Kommunikation mit alten Menschen möglich macht (vgl. 3.5).

Fazit

Kommunikation und psychosoziale Entwicklung

Es ist festzuhalten, dass eine gesunde psychosoziale Entwicklung ganz eng verbunden ist mit guten Kommunikationsbedingungen, die jeweils altersspezifisch variieren. So wie das Kind schrittweise auf der Leiter seiner Entwicklung fortschreitet, entfalten sich seine kommunikativen Möglichkeiten Schritt für Schritt.

Wir möchten zum Bild des Baumes zurückkehren, das eingangs skizziert wurde, und Folgendes nochmals hervorheben: jede auch noch so komplexe Kommunikationsform hat ihre Wurzeln in den ersten Berührungserfahrungen der Kindheit. Mancher „krumme Stamm", mancher „verdorrte Zweig" ist auf schwierige Bedingungen für die Wurzeln zu Beginn des Lebens zurückzuführen. Allerdings ist es wichtig und notwendig, ein Leben lang mit Liebe und Geduld „Wurzelpflege" zu betreiben, um der „Krone" die nötigen Nährstoffe zukommen zu lassen (Abbildung 2.13, 2.14**).**

Berühren und Berührtwerden macht lebendig und bringt die kommunikativen Möglichkeiten zum Blühen!

Die guten Gärtner

Wie schön
daß wir Hand in Hand
in den Garten gehen
und unseren jungen Baum
begießen
und pflegen
Ich klaube Raupen ab
Du bringst ihm Wasser!
Wie grün er wäre
wenn wir ihm nicht
die Wurzel
abgehackt hätten
(Fried 1979, S. 31)

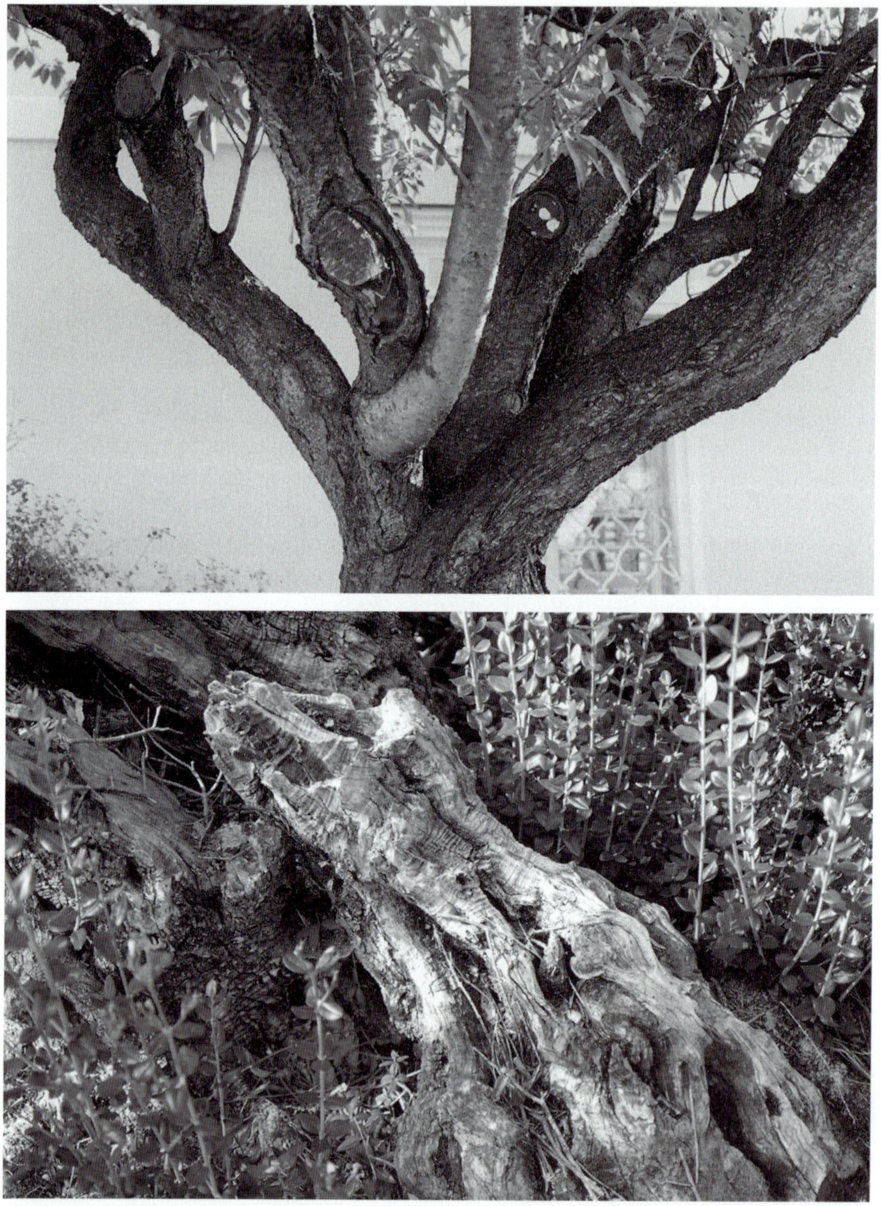

Abb. 2.13 Mancher „krumme Stamm", mancher „verdorrte" Zweig ist auf schwierige Bedingungen für die Wurzeln zu Beginn des Lebens zurückzuführen

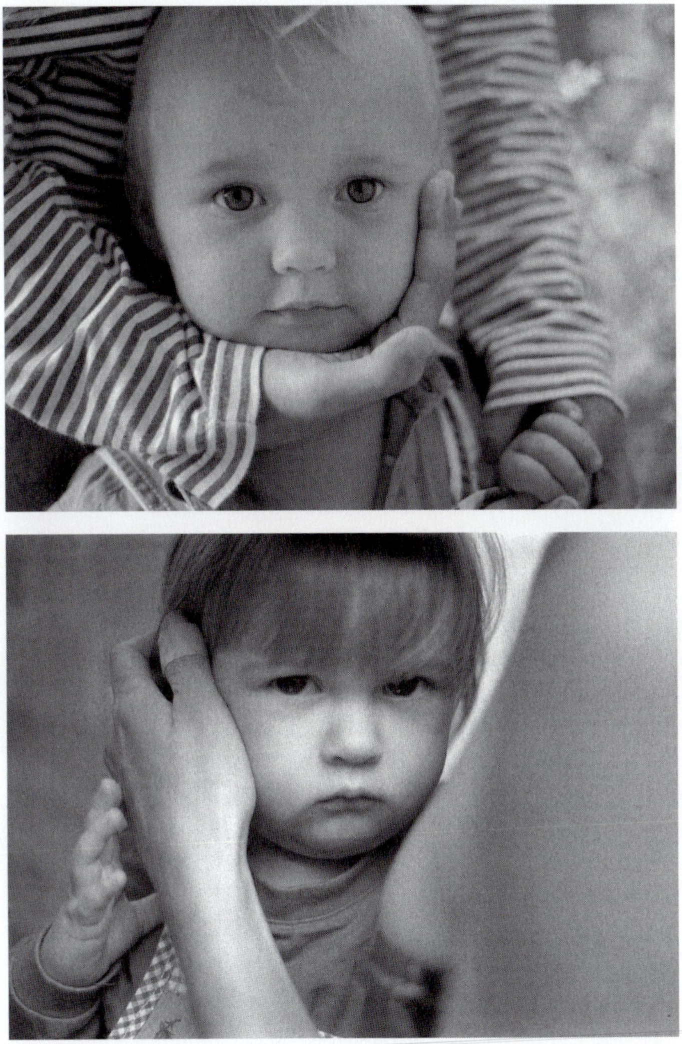

Abb. 2.14 Berühren und Berührtwerden macht lebendig und bringt die kommunikativen Möglichkeiten zum Blühen

2.5 Von der Theorie zur Praxis: das Kommunikationsmodell von Schulz v. Thun

Bevor wir in einem eigenen Kapitel auf die Möglichkeiten der angewandten Kommunikation in Begleitsituationen eingehen, soll als überleitender Schritt ein theoretisches Modell von Schulz v. Thun vorgestellt werden. Mit diesem Modell gelingt es, einerseits theoretische Aspekte genauer, „griffiger" zu beleuchten, andererseits einen direkten Praxisbezug herzustellen. Unser Anliegen ist es, den Schritt von der Theorie zur Praxis zu betonen, genauer herauszuarbeiten und mit Beispielen zu belegen.

Es wurde bereits mehrfach darauf hingewiesen, dass ein Leben ohne Kommunikation nicht möglich ist. Der Austausch mit einem anderen Menschen ist für das Überleben ebenso wichtig wie ausreichend Sauerstoff für die Atmung. Die ersten Anfänge menschlicher Mitteilungen führen über die Berührung und so sind es auch nonverbale (nichtsprachliche) Vorgänge, die die Basis jeder weiteren Kommunikation in der Entwicklung des Menschen darstellen.

Der kommunikative Grundvorgang scheint einfach: zwei Menschen tauschen Signale – Gesten, Berührungen, Worte – miteinander aus. Dies entspricht einer der gebräuchlichsten Definitionen von Kommunikation: *Kommunikation ist das Senden und Empfangen von Botschaften.*

Aber bereits bei dieser einfachen Feststellung ist zu fragen: „Wie wissen wir, ob der Gesprächspartner die Nachricht so verstanden hat, wie wir sie verstanden wissen wollen?" Natürlich gibt es zur Klärung dieser Frage die Möglichkeit, nachzufragen und zwar so lange, bis eine Übereinstimmung zwischen den Intentionen des Senders und dem Resultat beim Empfänger eintritt. Diese Rückmeldungen vom Empfänger an den Sender werden in der Fachsprache auch als *Feedback* bezeichnet. Damit sind jedoch bei weitem nicht alle Fragen geklärt und nicht alle Aspekte einer gut funktionierenden Kommunikation angesprochen.

- Warum gibt es Kontakte mit Menschen, bei denen alles unkompliziert läuft und das Gefühl entsteht, „auf einer Wellenlänge" zu sein, während man mit anderen nie auf einen grünen Zweig kommt?
- Woran liegt es, dass manche Menschen alle Zwischentöne eines Gespräches wahrnehmen und darauf eingehen können, während andere „auf der Leitung stehen"?
- Worauf muss man bei einem Gespräch besonders achten, um verstanden zu werden und zu verstehen, worauf es ankommt?
- Was ist es, das zu Missverständnissen führt? Was macht aus dem für unser Leben so wichtigen Vorgang ein schwer zu entwirrendes, komplexes Geschehen?

Mit anderen Worten: Was macht Kommunikation so schwierig, wo doch alle Menschen von Anbeginn ihres Lebens mit ihr vertraut, ja von ihr abhängig sind?!

Fragen über Fragen! Mit Hilfe eines kommunikationstheoretischen Modells sollen nachfolgend einige dieser Fragen genauer beleuchtet und mögliche Antworten diskutiert werden.

Schulz v. Thun: vier Seiten einer Nachricht

Nachrichten sind nie nur einfache Nachrichten, vielmehr enthalten sie eine Reihe von Botschaften. In der Verflechtung verschiedener Botschaftselemente liegt der Keim von Missverständnissen und Interpretationsmöglichkeiten. Kommunikation wird dadurch einerseits sehr lebendig und spannend, andererseits aber auch sehr störanfällig. Die genaue Beschreibung dieses Sachverhaltes verdanken wir Schulz v. Thun, der in seinen Arbeiten eben die Entdeckung gemacht hat, dass in jeder Nachricht gleichzeitig viele andere Botschaften enthalten sind. Sein Modell von den „vier Seiten einer Nachricht" ist aus den Diskussionen über Kommunikation und der Schulung in Kommunikation nicht mehr wegzudenken.

2.5.1 Die Rolle des Senders

Jede Nachricht hat, wie aus ◘ Abbildung 2.15 zu entnehmen ist, einen *Sachaspekt*, einen *Beziehungsaspekt*, einen *Selbstoffenbarungsaspekt* und einen *Appellaspekt*. Es soll nun jeder dieser Aspekte genauer dargestellt werden, besonders hinsichtlich seiner Bedeutung für die Praxis.

Sachaspekt

Beim Sachinhalt einer Nachricht geht es einfach darum, worüber jemand informiert. Sachbotschaften wenden sich vorwiegend an den Kopf des Empfängers und werden auf der Verstandesebene bearbeitet. In Gesprächen wird es jedoch oft schwer, die Sachebene nicht zu verlassen, zu eng sind die einzelnen Aspekte einer Nachricht miteinander verbunden. Dennoch erscheint es sehr sinnvoll, sich über eine prinzipielle Trennung der einzelnen Aspekte klar zu sein und seine Wahrnehmung dahingehend zu schulen. Treten Vermischungen einzelner Ebenen auf, kann es hilfreich sein, mit dem Hinweis: „Das gehört jetzt nicht zur Sache" die bzw. den Partner auf die vom Sender gewünschte Ebene zurückzuführen. Ob und

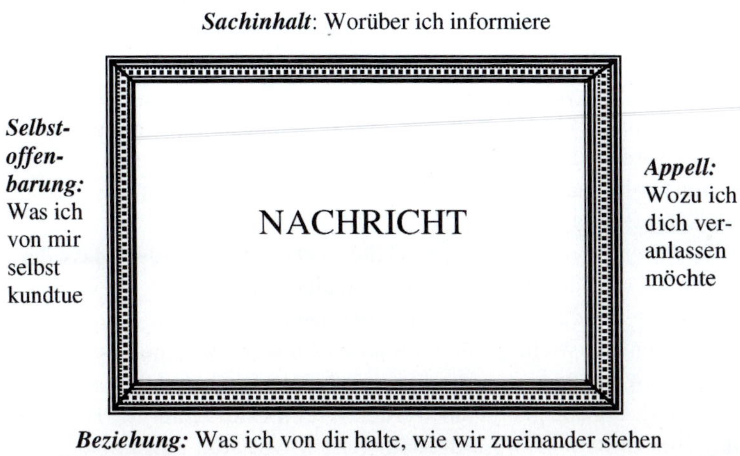

◘ Abb. 2.15 Die vier Seiten einer Nachricht. (Nach Schulz v. Thun)

in welchem Maße dies gelingt, wird allerdings von der Fähigkeit des Gesprächspartners abhängen, in seinem Hinweis Miss- und Untertöne zu vermeiden.

Was scheinbar nicht zum Gespräch gehört: Störungen

In vielen Gesprächen nehmen die sog. Störungen der Sachinformation überhand und machen eine Auseinandersetzung auf der Sachebene nicht möglich. In diesem Fall kommt ein von Cohn geäußerter und berühmt gewordener Satz zum Tragen: „Störungen haben Vorrang".

Mit Störungen weist der Gesprächspartner indirekt darauf hin, dass er an einer Kommunikation überhaupt nicht interessiert ist und das Gespräch eigentlich abbrechen möchte.

Wenn man sich die Situation *professioneller Begleiter* – also Krankenschwestern, Ärzte, Altenhelfer und anderer in sozialen Berufen Tätiger – vor Augen hält, sei die Relevanz der „Störfaktoren" besonders hervorgehoben. Man denke beispielsweise an die Situation eines „Aufklärungsgespräches", in dem es dem Arzt „nur" darum geht, den Patienten über seinen Gesundheitszustand und mögliche Therapievorschläge zu informieren. Sein Hauptanliegen liegt also in einer Sachinformation. Der Patient kann nun entweder auch an dieser Sachinformation interessiert und in der Lage sein, sich auf diese Sachebene einzulassen. Es kann aber durchaus sein, dass er andere Dinge für wichtiger hält, z. B. die Klärung des Vertrauensverhältnisses zum Arzt. Oder aber er möchte gleich an den „rettenden Engel" im Arzt appellieren, bevor es überhaupt zu einem Austausch auf der Sachebene gekommen ist.

Woran kann nun der Arzt merken, dass der Patient überhaupt noch nicht in der Lage ist, sachliche Informationen anzunehmen, aufzunehmen und zu verarbeiten?

Eine Reihe typischer Weise auftretender Störungen kann ihm wichtige Signale geben, z. B.:

Der Patient kann

- sich abwenden.
- den Blickkontakt vermeiden.
- selbst mit einem Wortschwall den Arzt in seinem Informationsfluss bremsen.
- unruhig werden, zu husten beginnen etc.
- sich mit konkreten Bitten um kleine „Nebensächlichkeiten" an den Arzt wenden.

All diese *Störungen* können als Zeichen genommen werden, dass der Patient nicht bereit ist, sich auf die Sachebene einzulassen.

Der Hinweis auf den Vorrang von Störungen ist für eine sachgemäße Begleitung außerordentlich wichtig! Allem, was rund um die Mitteilung einer Sachinformation plötzlich an Bedeutung gewinnt, scheinbar nebensächlich abläuft, sollte größte Aufmerksamkeit geschenkt werden! Wenn es möglich ist, kann die Wahrnehmung über diese Störung mitgeteilt werden und zum eigentlichen Kommunikationsinhalt werden.

Erst wenn Störungen beseitigt sind, ist eine effektive Sachinformation möglich.

Je bedeutsamer die zu erwartende Sachinformation für einen Menschen ist, umso wichtiger ist es, dass man sich für so ein Gespräch viel Zeit nimmt und dem Bearbeiten von Störungen Raum gibt.

Selbstoffenbarungsaspekt

Der Selbstoffenbarungsaspekt ist ein äußerst sensibler Bereich, in dem es darum geht, was jemand von sich kundgibt. In jeder Nachricht steckt ein Stück dieser Selbstoffenbarung. Einmal geht es dabei um die bewusst gewählte Selbstdarstellung, zum anderen um unfreiwillige Selbstenthüllungen. *„Sobald ich etwas von mir gebe, gebe ich etwas von mir."* Dieser Satz von Schulz v. Thun umschreibt sehr treffend die Tatsache, dass jedes Wort, das wir äußern, gleichsam zu einem Bekenntnis wird, zu einer „Kostprobe unserer Persönlichkeit". Bewusst oder unbewusst, getarnt oder offen, stark ausgeprägt oder nur angedeutet, gleichwohl ist sie immer vorhanden und kann nicht *nicht* sein.

Jede Botschaft ist auch Ausdruck der Persönlichkeit und gewährt Einblick in die Persönlichkeitsstruktur.

Die bewusste Gestaltung gerade dieses Kommunikationsaspektes kostet den Menschen viel Energie und wird von verschiedenen Ängsten, Hoffnungen und Wünschen begleitet. Darüber hinaus entwickelt jeder Mensch verschiedene Strategien und Techniken, die den Vorgang der Nachrichtenübermittlung sehr kompliziert machen und die Entschlüsselung von Botschaften erschweren. Angst, etwas von sich preiszugeben, Angst, im Tiefsten seiner Seele erkannt zu werden, Strategien des Imponierens, der Selbstverbergung, des Ablenkens, der Selbsterhöhung oder Selbstentwertung – dies alles gehört in den Bereich der Selbstoffenbarung bzw. des Umgangs mit diesem Aspekt zwischenmenschlicher Kommunikation.

Versuche, den Selbstoffenbarungsaspekt zu verschleiern

Der Selbstoffenbarungsaspekt ist für den Einzelnen oft ein heikles Thema. So ist es nicht verwunderlich, dass es viele Versuche gibt, in einer Kommunikation die eigene Person und die unterschiedlichsten Aspekte der Innenwelt zu verbergen.

Welche sprachlichen Merkmale können im Zusammenhang mit den Verschleierungsversuchen des Selbstoffenbarungsaspektes auftreten?

- Zunächst sei auf die *Man-Sätze* hingewiesen. Ein Mensch, der sich hinter Man-Aussagen verbirgt, versucht seinen persönlichen Anteil hinter allgemein gültigen, also für viele „Seelen" zutreffende Aussagen zu verbergen.

Praxis

Beispiel: „Man weiß doch, wie schwierig Patienten in so einem Stadium sind." statt „Ich weiß, dieser Patient hat es im Moment nicht leicht."

- Eine weitere Möglichkeit, von einem selbst abzulenken, stellen jene Sätze dar, die mit *Wir* begonnen werden. Vielen erscheint es leichter, im Wir zu sprechen, als in einem klaren Ich Stellung zu beziehen.

Praxis

Beispiel: „Wir werden es jetzt mit einer anderen Diät versuchen." statt „Ich habe für sie jetzt eine andere Diät zusammengestellt."

- Auch die Flucht nach vorne in eine *Gegenfrage* kann als Versuch gewertet werden, nichts von seinen persönlichen Werten oder Meinungen kundtun zu müssen.

Praxis

Beispiel: „Musst du eigentlich immer zu spät in den Dienst kommen?" statt „Ich ärgere mich sehr, dass ich immer deine Arbeit übernehmen muss."

- Und noch eine sprachliche Form signalisiert dem geschulten Beobachter, dass Menschen Schwierigkeiten haben, etwas ganz persönlich auszudrücken: die *Es-Sätze*. Statt einer persönlichen Stellungnahme bleibt man beim unpersönlichen Es.

Praxis

Beispiel: „Es war ganz schön." statt „Mir hat es gut gefallen."

Psychohygienischer Aspekt

Wie bedeutsam es ist, sehr sorgsam mit dem Aspekt der Selbstoffenbarung umzugehen, wie wichtig es ist, die verschiedenen strategischen Möglichkeiten der Verzerrung dieses Aspektes bei sich zu überprüfen, geht aus vielen wissenschaftlichen Arbeiten hervor. Diese Arbeiten belegen, dass der negative Umgang mit dem Selbstoffenbarungsaspekt – also die Anwendung aller eben erwähnter Punkte – sehr leicht zu körperlichen Schwierigkeiten und seelischen Belastungen (Verspannungen, Magenbeschwerden, seelisches Ungleichgewicht, Herzinfarktgefährdung) führen kann. Das wird vor allem auf den besonderen Aufwand an seelischer und körperlicher Energie zurückgeführt, der nötig ist, um einen Blick hinter die Fassaden zu erschweren, eine echte Selbstoffenbarung zu verhindern. Neben den negativen Auswirkungen für den Einzelnen kommt es auch zu Auswirkungen für die Kommunikation als solche, die dann wenig zielführend und ertragreich sein wird. Zusätzlich werden Barrieren für zwischenmenschliche Beziehungen errichtet, Solidarität ist dadurch erschwert.

» Durch voreinander Geheimhalten von Schwächen, Ängsten, Problemen sowie Streben nach Überlegenheit lassen sich die Distanzen nicht überwinden, die Menschen voneinander trennen. Solidarität setzt voraus: das offene Eingestehen der ganzen Person mitsamt ihren Schwächen und sogenannten Minderwertigkeiten. So erfahre ich, dass auch die anderen leiden, sich unsicher fühlen, Probleme haben, manchmal nicht ein noch aus wissen. Ich sehe, ich bin gar nicht so allein mit meinen Problemen. Die anderen sind gar nicht so fabelhaft fit, so souverän, für wie ich sie gehalten habe, und ich kann mir all die Kraftanstrengungen sparen, die notwendig waren, um meine Unterlegenheitsgefühle zu verdecken. In der Regel aber wird alles getan, um solche Erlebnisse zu vermeiden. In gemeinsamer Kraftanstrengung schaffen wir die Isoliertheit, an der wir leiden. (Schulz v. Thun 1981, S. 115) «

Beziehungsaspekt

In jeder Nachricht verborgen liegen Botschaften, die Auskunft darüber geben, was der Sender vom Empfänger denkt, in welcher Art von Beziehung er zu ihm steht. Die Signale, die diese Botschaften transportieren, liegen sehr oft im *nichtsprachlichen* (nonverbalen) Bereich. Alles, was „zwischen den Zeilen" gesagt wird, spielt hierbei eine Rolle, aber ebenso die Bedeutung des Sprichwortes *„Der Ton macht die Musik."* Es geht also in diesem Aspekt sehr oft darum, *wie* etwas gesagt wird und nicht so sehr *was* gesagt wird. Der Ort, wo diese Botschaften ankommen, ist nicht so sehr der Kopf und Verstand des Kommunikationspartners, sondern direkt sein „Herz".

Der Beziehungsaspekt macht unmittelbar betroffen, da er eine Aussage über das eigene Ich macht und wesentlich dazu beiträgt, das Selbstkonzept (das Bild, das jeder Mensch von sich selbst hat) des Empfängers einer Botschaft zu prägen. „So einer/eine bin ich also." wäre die Aussage zum Gefühl der persönlichen Betroffenheit. Ob und in welchem Ausmaß diese Beziehungsbotschaften negativ oder positiv auf das Selbstwertgefühl, ja das ganze Bild des Menschen von sich selbst abfärben, hängt von verschiedenen Faktoren ab. Wichtig kann sein, *welcher Mensch, wie und in welcher Situation* mit jemandem spricht. Aber auch die eigene Geschichte, der Hintergrund der Interpretationsgewohnheiten, die Tagesverfassung und vieles andere mehr (vgl. ◘ Abbildung 2.5) beeinflussen die Wirkung der gesendeten Botschaft.

Der Beziehungsaspekt einer Kommunikation ist gerade auch für den Berufsalltag und das so bekannte und doch schwer zu fassende *„Klima"* in sozialen Gemeinschaften von großer Bedeutung. Es geht dabei um die zentrale Frage des sozialen Umganges miteinander, der entscheidend zur Lebensqualität und Berufszufriedenheit beiträgt.

Der Beziehungsaspekt einer Kommunikation ist oft für das schwer zu fassende „Klima" in sozialen Gemeinschaften verantwortlich.

Die Beziehungsseite einer Nachricht enthält zwei Botschaften: einmal geht es um eine sog. Du-Botschaft („So einer/eine bist du"), andererseits enthält sie auch eine Wir-Botschaft („So stehen wir zueinander").

Welche Bedeutung kommt nun dem Beziehungsaspekt in der Begleitung von Menschen zu?

Es gibt viele Möglichkeiten, wie man jemandem zu verstehen gibt, was man von ihm hält und wie man zu ihm steht. Bei den Versuchen, die vielfältigen Möglichkeiten zu ordnen und verständlicher zu machen, haben sich vor allem drei Denkansätze als hilfreich erwiesen: Das sog. *Verhaltenskreuz* nach Tausch, die *Transaktionsanalyse* und im Rahmen des psychoanalytischen Modells der Begriff der *Übertragung*. Im Folgenden werden wesentliche Aspekte zusammenfassend dargestellt.

Dimensionen des Verhaltenskreuzes

Tausch u. Tausch haben in zahlreichen Untersuchungen festgestellt, dass es zwei Dimensionen sind, die im Umgang zwischen Menschen auf der Beziehungsebene besonders relevant sind (▣ Abbildung 2.16):

- Wertschätzung vs. Geringschätzung und
- Bevormundung (Lenkung) vs. Einräumen von Entscheidungsfreiheit.

Wertschätzung

In jeder Begleitsituation gibt es unzählige Momente, wo die Beziehungsebene zur tragenden Säule der Beziehung und Kommunikation wird. Wie wichtig die Wertschätzung dabei ist, wurde schon mehrfach erwähnt.

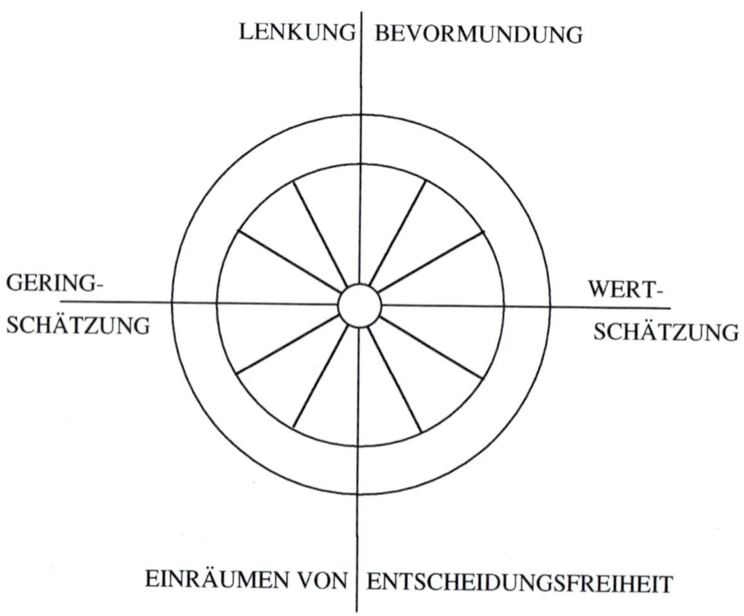

▣ Abb. 2.16 Verhaltenskreuz. (Nach Tausch)

Was ist Wertschätzung? *Wertschätzung* drückt sich darin aus, dass einem Menschen Achtung entgegengebracht wird, dass er als vollwertige, gleichberechtigte Person angesehen und ihm mit Wohlwollen begegnet wird. Höflichkeit, Takt und freundliche Ermutigung gehören ebenso dazu, wie eine bestimmte Form des Sprachverhaltens, die man auch als *Reversibilität* bezeichnet. Damit ist gemeint, dass die Art und Weise, wie man zu seinem Kommunikationspartner spricht, auch im umgekehrten Fall möglich wäre. („So wie ich mit dir rede, kannst du auch mit mir reden"), ohne die Beziehung zu gefährden. Um Missverständnissen vorzubeugen, sei auch darauf hingewiesen, was Wertschätzung nicht ist:

> » Nämlich gleichbleibende Freundlichkeit und In-Watte-Packen. Wertschätzung ist keine warme „Milch", sondern eine respektierende Art, den anderen als vollwertigen Partner auch bei Konflikten und harten Auseinandersetzungen zu achten. (Schulz v. Thun 1981, S. 162) «

Praxis

Wenn Patienten klagen, nicht verstanden worden zu sein, wenn sie sich ausgeliefert, unglücklich, abgeschoben fühlen, so liegt sehr oft eine mangelnde Wertschätzung vor. Es muss durchaus nicht tatsächlich zum Ausdruck gebrachte Geringschätzung sein, die dem Patienten das Leben schwer macht, bereits ein Mangel an nötiger Wertschätzung kann für diese Gefühle verantwortlich sein. Je einsamer Menschen sind, je fremder die Umgebung, je unsicherer der Tagesablauf und je bedrohlicher die Erkrankung sowie die mit ihr einher gehenden Veränderungen sind, desto mehr muss auf besonders sensible Vermittlung von Wertschätzung geachtet werden. Respekt vor dem Patienten, Achtung vor seiner Würde, Taktgefühl und ein würdevoller sprachlicher Umgang, der den Patienten weder als Nummer, noch als Rollenträger („Opa") bezeichnet, sind ein wichtiger Beitrag zur Steigerung der Lebensqualität jedes Menschen – und gerade auch alter, kranker oder sterbender Menschen (vgl. 3.5 und 3.6).

Es ist uns ganz besonders wichtig anzumerken, dass diese Wertschätzung nicht nur im direkten Kontakt mit den Mitmenschen wichtig ist. Gerade bei Patienten, aber auch bei Kindern, Schülern, Lehrlingen, ist es wichtig, wie in ihrer *Abwesenheit* über sie gesprochen wird. Je sensibler, je „durchlässiger" die Menschen für Stimmungen sind, desto eher werden sie spüren, was „in der Luft liegt", was in den Konferenzen, den Teambesprechungen, den Gesprächen in der Teeküche und am Flur hinter vorgehaltener Hand weitergetragen wird.

Man kann einem Patienten auch bei der routinemäßigen Besprechung seiner Krankengeschichte in kollegialem Kreis seine Würde nehmen! !

Entscheidungsfreiheit

Die Dimension der *Lenkung und Bevormundung* bzw. das *Einräumen von Mitbestimmungs- und Entscheidungsmöglichkeiten* ist ein wichtiges Thema, das zum subjektiven Wohlbefinden beiträgt. Bezogen auf die Begleitung heißt das, dass das Vorbringen von Anweisungen, Vorschriften, Verboten u. ä. rasch zur Bevormundung des Patienten führen kann. Wenn in einer Kommunikation ein hohes Maß an Lenkung und Kontrolle vorliegt, löst das zunächst oft Widerstand aus, später eher Resignation und Verweigerung der aktiven Mithilfe. Im Zusammenhang mit der Auseinandersetzung um den Begriff der Bevormundung von Patienten sei nochmals darauf hingewiesen, dass es auch am *Kommunikationsstil* liegt, ob und in welchem Maße sich ein Patient bevormundet und damit oft „ent-*macht*-et" fühlt. Der innere Widerstand des Patienten bleibt oft verborgen, ihn auszuleben scheitert meist an den eigenen Unfähigkeiten körperlicher und seelischer Natur. Der Wunsch, das eigene Leben – so eingeschränkt es auch sein mag – selbst mitzugestalten, weicht einem Gefühl der Ohnmacht.

Institutionelle Einrichtungen, wie es Krankenhäuser, Altenheime u. ä. sind, müssen ein bestimmtes Maß an Lenkung vorgeben. Ohne Anweisungen, Regeln, Ver- und Gebote sind solche Betriebe nicht aufrechtzuerhalten. Auch dienen diese Regeln durchaus dem Wohl des Patienten und nicht nur der Arbeitsvereinfachung des Personals. Andererseits wird gerade bei Patienten, die sich nicht mehr gut ausdrücken können, die schwerkrank oder sterbend sind, zu oft der Klinikalltag, die Routine angewendet. Es bedarf sensibler Menschen, die nach Nischen Ausschau halten, um ihren Patienten das Gefühl zu geben, in bestimmten Bereichen, und seien sie auch noch so klein, selbst Entscheidungen treffen und am Gestalten ihrer oftmals letzten Umwelt teilhaben zu können. Immer geht es bei der Begleitung von Menschen darum, Menschlichkeit durch bestimmtes Verhalten zu verwirklichen, dies manchmal auch gegen einschränkende Rahmenbedingungen!

Persönlichkeitsinstanzen

Ein weiteres Modell, das zur Entschlüsselung von Beziehungsbotschaften hilfreich ist, stammt aus der Transaktionsanalyse und geht davon aus, dass in jedem Menschen drei Persönlichkeitsinstanzen beheimatet sind. Diese Instanzen werden als *Eltern-Ich, Kindheits-Ich* und *Erwachsenen-Ich* bezeichnet (▣ Abbildung 2.17).

- Das *Eltern-Ich* kann man sich als inneren Ort vorstellen, in dem alles aufbewahrt wurde, was einem die Eltern in der Kindheit vermittelt haben: Schutz, Belehrungen, Ermahnungen, Gebote, Verbote, Hilfestellungen, Behütung, Wertvorstellungen usw. Die Eltern im Menschen nehmen meist einen kritisch-verurteilenden Standpunkt ein oder aber einen fürsorglichen.
- Im *Kindheits-Ich* sind all jene Gefühle und Reaktionen verborgen, die man als Kind erlebt und erfahren hat. Das Kind im Menschen kann sich auf verschiedene Weise zeigen, es kann ausgelassen-natürlich sein, es kann angepasst-brav sein oder rebellisch-trotzig.
- Das *Erwachsenen-Ich* hat die Aufgabe, die Impulse aus dem Eltern- und dem Kindheits-Ich zu überprüfen und hinsichtlich der Angemessenheit zu durchleuchten.

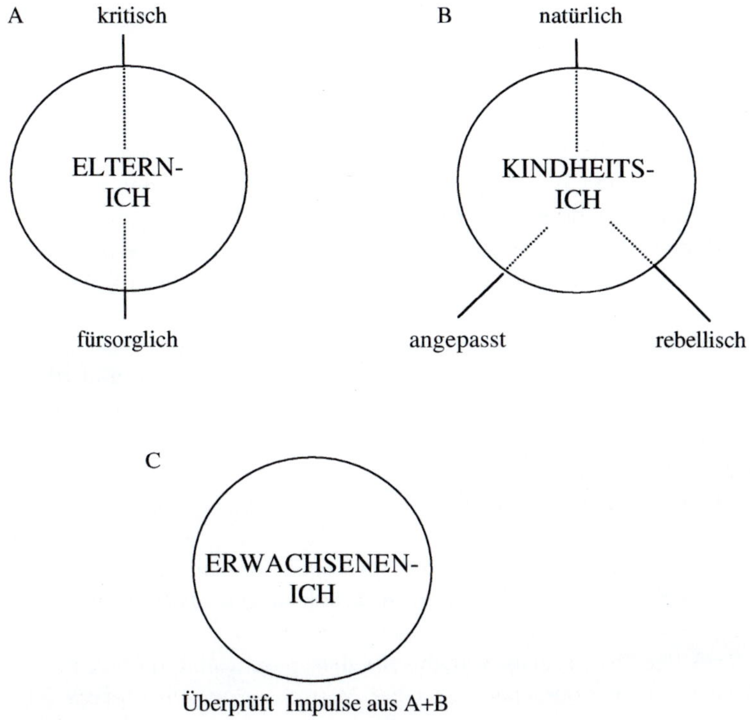

Abb. 2.17 Persönlichkeitsinstanzen als „Ich-Zustände". (Nach Berne)

Nicht immer stehen die drei Persönlichkeitsinstanzen in einem harmonischen Gleichgewicht:

- Es gibt viele Kommunikationsbeispiele, in denen offensichtlich das Erwachsenen-Ich in seiner Überprüfung und Auswahl der Reaktion überfordert war und das Eltern-*Ich* bestimmend wird. Das sind dann all jene Kommunikationssequenzen, in denen man ewig nörgelnden, ewig kritisierenden, besserwissenden Menschen begegnet oder aber gleichsam in einer Wolke von Fürsorglichkeit erstickt wird.
- Oder aber man steht in einer Kommunikationssequenz, in der man einen immer verspielten, ausgelassenen, seinen inneren spontanen Regungen ständig nachgebenden Menschen trifft. Auch die braven, zu allem Ja und Amen sagenden, unterwürfigen Gesprächspartner beziehen ihre Reaktionsweisen aus den Impulsen des *Kindheits-Ichs*. Und dies tun auch die Rebellen in der Kommunikation, die Menschen, die trotzig, patzig oder jammernd-wehleidig auf Botschaften reagieren.
- Sachlich, informierend, feststellend, analysierend, um Auskunft ersuchend ist das Verhalten jener Menschen, deren *Erwachsenen-Ich* seine Rolle sehr ausgeprägt übernimmt.

Zu einer ausgereiften Persönlichkeit gehören alle drei Ich-Zustände, die in einem ausgewogenen Verhältnis zueinander stehen.

Psychoanalytische Ansätze

In einem letzten Schritt sei auf *psychoanalytische Ansätze* verwiesen, die im Rahmen jeder Begleitung zum Tragen kommen und bedacht werden müssen.

Die Beziehungsseite einer Nachricht bringt immer auch zum Ausdruck, welches *Bild* man sich von seinem Kommunikatonspartner macht. Dabei spielt nicht nur die eigene Wahrnehmung eine Rolle, sondern ebenso die Art und Weise, wie sich der Kommunikationspartner selbst darstellt.

Die Wahrnehmung des Menschen ist ein sehr *selektiver* Prozess. Dies wird besonders deutlich, wenn man an die zahlreichen Projektionen und Übertragungen im Bereich zwischenmenschlicher Beziehungen denkt. Dabei geht es um bestimmte seelische und/oder körperliche Vorgänge, die sich in einem selbst ereignen, die man aber nicht bei sich behält, sondern in einer Interaktion bei seinem Partner zu erkennen glaubt.

» Wenn du deine Magenschmerzen im Gesicht des anderen erblickst, dann ist dies eine Projektion. (Cohn zit. n. Schulz v. Thun 1981, S. 176) «

Der Begriff der *Übertragung* stammt aus dem psychoanalytischen Konzept und bezieht sich auf die Tatsache, dass jeder Mensch in seinem Inneren Bilder von Menschen und Situationen speichert, die er unbewusst – also nicht willentlich – auf andere Menschen und Situationen überträgt. So kann es beispielsweise vorkommen, dass nicht nur das Äußere eines Menschen, sondern vielleicht gerade seine Art zu sprechen unbewusst Bilder aus der Kindheit aufsteigen lässt, in der genau diese Art zu sprechen beim Großvater erlebt wurde. Die gefühlsmäßige Reaktion (positiv oder negativ), die in der aktuellen Situation dann gezeigt wird, hängt nicht so sehr mit dem konkreten Verhalten des Kommunikationspartners zusammen, sondern vielmehr mit den Erinnerungen an den Großvater.

Im Bereich der *Projektionen* ist auch die Tatsache anzusiedeln, dass fast jeder Mensch in neuen sozialen Situationen nach Ähnlichkeiten mit „Altem" Ausschau hält. Macht man sich diesen Vorgang bewusst, so fällt es leichter, „Altes" nicht mit „Neuem" zu vermischen, z. B. alte unerledigte Geschäfte auf Menschen zu übertragen, die damit nichts zu tun haben – außer, dass sie in ihrem Äußern oder durch eine bestimmte Verhaltensweise an alte Vorgänge erinnern.

Für die Situation einer Begleitung ist es uns wichtig, darauf hinzuweisen, dass nicht nur der Mensch, der eine Nachricht bekommt (Empfänger einer Botschaft) mit Übertragungen konfrontiert ist, sondern dass sich auch der Sender seinerseits mit diesem Phänomen auseinander setzen muss. So kann es geschehen, dass der betreuenden Schwester, dem begleitenden Arzt, dem Helfer oder Pfleger Gefühle entgegengebracht werden, die nicht diesen Menschen selbst, sondern jemandem ganz anderen gelten. Dabei kann es an einer äußeren Ähnlichkeit mit einem Bekannten aus dem Leben des Patienten liegen, also einem bestimmten Merkmal, das Erinnerungen auslöst oder aber es kann an der speziellen Rolle des Pflegepersonals liegen. Vielleicht ist es die besondere Art und Weise, wie sich ein Arzt dem Patienten gegenüber verhält, die im Patienten Erinnerungen an seinen alten Hausarzt hochkommen lässt Ob und in welchem Maße diese Übertragungsreaktionen ablaufen, ob sie positiv oder negativ sind, liegt nicht in der Hand der Person, die diese Übertragungen auslöst!

Viele Reaktionen in zwischenmenschlichen Begegnungen gelten nicht der eigenen Person, sondern vielmehr „früheren" Gestalten aus dem Leben des anderen – etwa Eltern, Lehrern, Geschwistern, Vorgesetzten, Ärzten, Priestern

Der Umgang mit der *Selbstoffenbarung* beeinflusst wesentlich die Prozesse der Projektion und Übertragung: Je zurückhaltender, unpersönlicher, distanzierter die Kommunikation ist, desto mehr bekommt man von den Übertragungen und Projektionen seines Gegenübers ab.

Distanz ist oft notwendig, aber die richtige Distanz zu finden sehr schwer! Unter Bedingungen großer sozialer Distanz erhält man nur ein sehr eingeschränktes Bild vom anderen, es kann nicht nur unvollständig sein, es kann auch einseitig und schlimmstenfalls schlichtweg falsch sein. Diese Tatsache erscheint gerade für die Begleitung von schwerkranken und sterbenden Menschen wichtig. Begleiter erleben diese Menschen nicht nur in einem ganz bestimmten Abschnitt ihres Lebens, sondern auch in einer ganz bestimmten Rolle und Lebensbedingung: als Patienten. Es ist schwer, unter eingeschränkten Bedingungen ein vollwertiges Bild der ganzen Person zu erhalten. Umso größer müssen die Bemühungen sein, dem Patienten in seiner *Ganzheitlichkeit* zu begegnen und nicht nur als „Fall".

» Und so ist die Achtung vor dem Anderen viel weniger eine Frage der Moral als vielmehr eine Frage des wirklichen, repräsentativen Kontaktes. (Schulz v. Thun 1981, S. 178) «

Appellaspekt

Fast alle Nachrichten haben auch die Funktion, in irgend einer Weise auf den Partner Einfluss zu nehmen. Es geht etwa darum, etwas zu erreichen, etwas zu verhindern oder zu gestalten, das noch nicht vorhanden ist. Die Appellseite einer Nachricht bezieht sich auf die Wirkung der Kommunikation. Während die drei anderen Seiten einer Nachricht schwerpunktmäßig für den *Ausdruck* der Kommunikation stehen, repräsentiert der Appell die *Wirkung*. Im zwischenmenschlichen Miteinander spielt es eine große Rolle, ob der Gesprächspartner eher *ausdrucksorientiert* oder *wirkungsorientiert* handelt. „Weint mein Freund, weil er traurig ist oder weint er, um seine Ziele mit Hilfe der Tränen zu erreichen?" Viele Verhaltensweisen können dazu dienen, einem Gefühl, einer Ansicht, einem Anliegen Ausdruck zu verleihen, aber auch Wirkungen zu erzielen.

In einer guten Kommunikation geht es darum, eine Balance zwischen Ausdruck und Wirkung herzustellen.

Wenn man mit anderen Menschen in Kontakt tritt, geht es immer auch um Kompromisslösungen:

Wie kann ich

- einem Menschen die Wahrheit sagen, ohne ihn zu verletzen,
- mein Mitgefühl vermitteln, ohne die Trauer zu verstärken,
- bestärken, ermutigen, ohne zu schmeicheln?

Es ist eine Kunst, die richtige Balance zu finden!

Die Praxis zeigt, dass viele Menschen auf Appelle ziemlich unempfindlich bis gar nicht reagieren. Gerade Appellbotschaften stehen in engem Zusammenhang mit der Beziehungsqualität zwischen den Kommunikationspartnern. Appelle können auf Widerstand stoßen, Appelle können wirkungslos verhallen – in jedem Fall kommt man mit einem Appell einem Menschen sehr nahe, man betritt gleichsam sein Feld persönlicher Entscheidungsfreiheit. Man könnte es auch so ausdrücken: Mit jedem Appell betritt man ein Königreich. Dabei geht es um das Königreich der Freiheit, der Initiative, des eigenverantwortlichen Handelns und Gestaltens. Eigene Vorstellungen zu verwirklichen, ist für viele Menschen – egal welchen Alters und welcher Herkunft – ein hoher Wert und so ist es nicht verwunderlich, wenn Appelle oft als Einmischung, als Manipulationsversuch oder als Bevormundung verstanden werden.

Wie gut Appelle angenommen und umgesetzt werden können, hängt von verschiedenen Faktoren ab. Einige seien im Folgenden angesprochen:

- Einmal wird die Art der Beziehung, also die Beziehungsstruktur, Einfluss auf die Bereitschaft oder Möglichkeit des Partners haben, Appelle annehmen zu können.
- Wenn Appelle zu sehr in das Intimleben oder die Welt der Selbstständigkeit, der freien Entscheidung eingreifen, wird die Antwort Widerstand sein.
- Ferner können Appelle ein untaugliches Mittel sein, die gewünschte Wirkung zu erzielen, weil das Problem beispielsweise zu komplex ist.
- Ratschläge, Empfehlungen, Ermahnungen in Appelle gekleidet helfen bei schwer wiegenden inneren Problemen nicht, eher schaden sie und stehen einem echten Eingehen auf die Probleme im Weg. Hier sei ganz besonders auf das „Vertrösten" verwiesen. Echtes Trösten setzt ein Eingehen auf die Nöte und Sorgen des Menschen voraus, Vertrösten sucht mit Ratschlägen, Appellen an die Vernunft und Verweisen auf banale Sachverhalte abzulenken.
- In jeder Begleitsituation ist zu beachten, dass echte Verhaltensänderungen nicht durch Verordnungen herbeigeführt werden können, sondern nur durch oft langwierige Lernprozesse, bei denen das Modell, das Vorbild eine Rolle spielen kann.
- Appelle können auch dann negative Auswirkungen haben, wenn man durch sie spontanes Verhalten unterbindet. Wenn in den Appellen schon alles vorweggenommen wird, was in den freien Möglichkeiten des Partners liegt, kann das nicht nur der Beziehung schaden, sondern im Partner das Gefühl von Hilflosigkeit, Minderwertigkeit und Überforderung auslösen.

- Weiter können Appelle ihre Wirkung verfehlen, wenn sie zu sehr an die negativen Seiten des Partners gerichtet werden. Niemand lässt sich gerne in seinem inneren Seelenfrieden stören und schon gar nicht durch Appelle. Hinweise auf krankheitsgefährdende Aspekte verbunden mit dringlichen Appellen lösen eher Widerstand aus als ein Umdenken und anderes Verhalten.

Durch Appelle wird die Welt des Partners meistens nicht verstanden, eher wird versucht, aus eigener Sicht Lösungen zu verordnen.

Es gibt verschiedene Arten von Appellen: sie können *verdeckt* sein, *paradox* oder aber *offen*.

Verdeckte Appelle

Verdeckte Appelle sind jene Appelle, die mit einer emotionalen Stimmung einhergehen, eher auf das Klima abzielen als direkt das Ziel anzusprechen. Heimliche Appelle können auch vor Verletzungen schützen, die dann eintreten würden, wenn dem Appell nicht entsprochen wird. Es geht dabei um die Dimension der Verantwortung, die ein Mensch bereit ist, für die Konsequenzen seiner Appelle zu übernehmen. Notfalls kann man dementieren, einen Appell geäußert zu haben, wenn es sich um einen geheimen, verdeckten handelte.

Paradoxe Appelle

Eine ganz andere Art von Appellen stellen jene dar, die man *paradoxe Appelle* nennt. Paradoxe Appelle scheinen gerade das vom Kommunikationspartner zu verlangen, was es zu vermeiden gilt. Doch da Appelle sehr oft als Eingriff in die persönliche Freiheit betrachtet werden, kann es durchaus sinnvoll sein, in bestimmten Zusammenhängen, Appelle in die Gegenrichtung zu starten. Paradoxe Appelle sind in der Psychotherapie auch als sog. Symptomverschreibungen bekannt.

Offene Appelle

Tragende Säulen einer guten Kommunikation sind *offene Appelle*. Das direkte Ausdrücken von Wünschen und Aufforderungen kann in schwierigen Situationen hilfreich und klärend sein. Im zwischenmenschlichen Umgang werden offene Appelle aus verschiedenen Gründen vermieden, so z. B. Angst, sich selbst so zu zeigen, wie man ist; Angst vor Zurückweisung; Angst, sich unerwünscht zu verhalten; Angst, eine Zumutung für andere zu sein usw. Grundhaltungen, die mit dem offenen Appell verbunden sind, lassen sich mit einer inneren Klarheit über das, was gewünscht wird, umschreiben und dem Bedürfnis nach Transparenz der Situation.

> » Es ist erlaubt und erwünscht, dass der Sender seine Wünsche deutlich anmeldet – und es ist erlaubt und erwünscht, dass der Empfänger dem Appell unter Umständen nicht nachkommt. (Schulz v. Thun 1981, S. 252) «

2.5.2 Die Rolle des Empfängers

Botschaften richten sich an ein Gegenüber, einen Menschen, der in der Lage ist, die Nachricht aufzunehmen. Im vorangegangenen Abschnitt hatten wir in erster Linie den „Sender" im Auge. Da Kommunikation immer ein Wechselspiel zwischen Geben und Nehmen, zwischen Senden und Empfangen ist, möchten wir ergänzend zu den „vier Seiten einer Nachricht" auch auf die sog. „vier Ohren des Empfängers" eingehen. Bei diesen „Ohren" handelt es sich um die „Aufnahmeorgane" des *Empfängers* einer Botschaft. Nicht nur der Sender eines Signals legt in seine Mitteilung einen besonderen Schwerpunkt. *Wie* eine Botschaft ankommt, *wie* sie verstanden wird und *wie* darauf reagiert wird, hängt auch von den Kommunikationsschwerpunkten des Empfängers ab, von seinen „Ohren" (◘ Abbildung 2.18).

Auf welchem „Ohr" der Mensch, mit dem man kommuniziert, gerade besonders hellhörig ist, entzieht sich meist der genauen Kenntnis, ist aber für die Art und den Verlauf der Begegnung sehr wichtig. Prinzipiell kann jeder Mensch mehr oder weniger frei darüber entscheiden, welchem seiner Ohren er mehr oder besondere Aufmerksamkeit spendet, auf welchen Botschaftsaspekt er reagieren will. Die meisten Menschen haben aber im Laufe ihres Lebens „Empfangsgewohnheiten" entwickelt. Bildhaft gesprochen könnte man sagen, dass so manche Ohren verkümmert sind, während andere wiederum zu Riesenohren entwickelt wurden.

Sachohr

Menschen, bei denen das *Sachohr* besonders entwickelt ist, werden jede Kommunikation auf sachlicher Ebene führen wollen, selbst dann, wenn es sich definierter Weise um ganz andere Ebenen handelt. So wird ein echter Austausch nicht möglich sein, die Gesprächspartner werden aneinander vorbeireden.

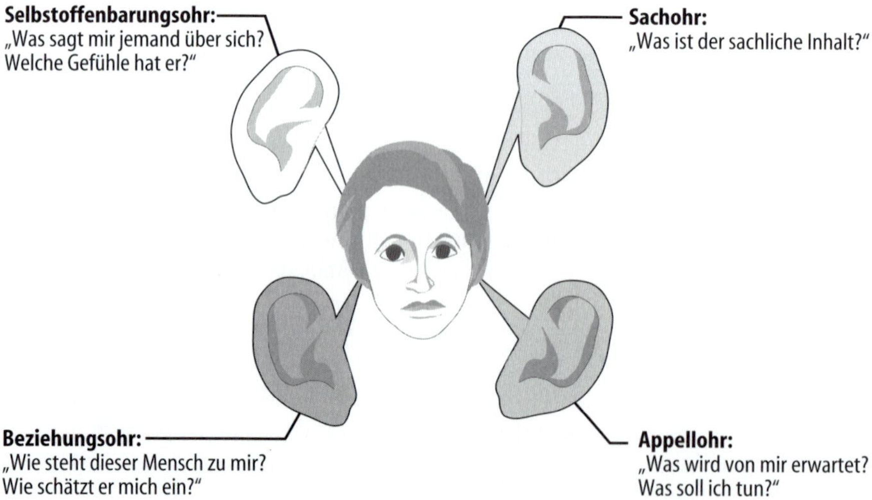

◘ Abb. 2.18 Die „vier Ohren" des Empfängers. (Nach Schulz v. Thun)

Beziehungsohr

Menschen, deren *Beziehungsohr* sehr groß und hellhörig ist, werden versucht sein, auch beziehungsneutrale Aussagen als Stellungnahmen zu ihrer Person zu werten.

- Zeigt sich jemand aggressiv, fühlen sie sich als Opfer.
- Schaut sie jemand an, fühlen sie sich kritisch durchleuchtet.
- Schaut jemand weg, fühlen sie sich verletzt und abgewertet.

Jede Äußerung oder Nichtäußerung – kurz und gut, jede Sequenz einer Interaktion wird hinsichtlich möglicherweise verborgener Botschaften über die eigene Person abgeklopft. Sachauseinandersetzungen werden schwierig, wenn Menschen sehr große Beziehungsohren haben.

Es gibt Personen, die hinter jeder Aussage „etwas Bedeutungsvolles" vermuten, sie hören gleichsam immer das Gras wachsen. Sehr oft handelt es sich bei solcherart interpretierten Botschaften jedoch um einen Aspekt der Selbstoffenbarung. Die Verwechslung zwischen Beziehungsbotschaft und Selbstoffenbarungsbotschaft führt zu vielen zwischenmenschlichen Konflikten. Es lohnt sich, genauer auf die Botschaften hinzusehen und zu prüfen, ob der Gesprächspartner etwas über *mich* oder über *sich* sagt!

Selbstoffenbarungsohr

Menschen mit einem sensiblen *Selbstoffenbarungsohr* haben viele Möglichkeiten, Eindrücke vom Gesprächspartner zu erhalten, die sonst verborgen bleiben. Jede Nachricht, jede Aussage, jede Botschaft kann unter dem Blickwinkel betrachtet werden: Was sagen sie *mir* über *dich*? Gerade in emotional schwierigen Situationen kann es sehr hilfreich sein, das Beziehungsohr weghören zu lassen und das Selbstoffenbarungsohr zum Zuhören zu ermutigen.

Vorwürfe, Anschuldigungen, Klagen sind immer auch Ausdruck über eine Gefühlslage, einen geistig-emotionalen Zustand und nicht zwangsläufig immer eine Kritik am Gesprächspartner. Vor Extremen dieser Haltung sei allerdings gewarnt! Wird das Selbstoffenbarungsohr – auch diagnostisches Ohr genannt – zu groß und steht es in mangelndem Kontakt mit den anderen Möglichkeiten zu „hören", entsteht leicht eine Barriere zwischen den Gesprächspartnern. Menschen werden gleichsam immun für eine Begegnung auf gleicher Ebene. Durch Betonen des Selbstoffenbarungsohres kann man sich auch jeder echten Auseinandersetzung entziehen, echte Betroffenheit kann nicht stattfinden. Der extreme Gebrauch bzw. Missbrauch dieser Fähigkeit ist auch unter dem Begriff des „Psychologisierens" bekannt.

Die positive Anwendung desselben Phänomens ist beim sog. „Aktiven Zuhören", einem Herzstück „guter" klientenorientierter Kommunikation, zu finden (vgl. ▶ Abbildung 3.1).

Appellohr

Das *Appellohr* wird all jenen Menschen besonders bekannt sein, die in sozialen Berufen tätig sind! Helfen als Grundhaltung einem Mitmenschen gegenüber setzt hohe Sensibilitäten voraus und den Wunsch, den Erwartungen, Bedürfnissen und Wünschen – ausgesprochenen und nicht ausgesprochenen – der Mitmenschen entgegenzukommen. Ein übergroß entwickeltes Appellohr lässt seine Besitzer gleichsam immer auf dem Sprung sein. Oft kann es sehr hilfreich sein, kurz innezuhalten und das Appellohr zu überprüfen: „Muss ich wirklich bei jeder Botschaft gleich aufspringen, etwas tun, erledigen, arrangieren?" „Um was geht es dem Patienten im Moment wirklich?"

Praxis

So mancher erschöpfte Helfer wäre erstaunt, könnte er sein riesengroßes Appellohr sehen! Der sorgsame Umgang mit diesem Aspekt der Botschaften und ihrer Wirkungen auf Menschen muss gerade auch in der Diskussion um den richtigen Umgang mit kranken, schwachen und hilfsbedürftigen Menschen geführt werden. Helfen als Hilfestellung und nicht als Entmündigung setzt voraus, dass Helfer in der Lage sind, Botschaften als das zu erkennen, was sie sind – und nicht einseitig beispielsweise immer nur als „Appell" an die Helferseele zu interpretieren.

2.6 Nonverbale Kommunikation

Im vorangegangenen Abschnitt stand das Gespräch (der verbale Kommunikationsanteil) im Mittelpunkt der Ausführungen. In diesem Kapitel geht es um den *nichtsprachlichen* (nonverbalen) Anteil in zwischenmenschlichen Beziehungen.

Dieser nonverbale Anteil ist in der persönlichen Entwicklung früher vorhanden als der sprachliche, steht lebenslänglich vor allem für den Ausdruck von Gefühlen, Grundhaltungen und Zwischentönen zur Verfügung und bleibt bis zum letzten Atemzug wichtig.

Die Sprache der Mimik und Gestik, die Sprache des Körpers und der Berührung „kommt als Erstes und geht als Letztes". !

Für die Begleitung kranker oder gar sterbender Menschen ist das Wissen um die Bedeutung eines „Gespräches ohne Worte" von immenser Bedeutung. Einige psychotherapeutische Richtungen haben das Element der Körpersprache, der Berührung, der nonverbalen Ebene in das Zentrum ihrer Überlegungen gerückt. So gibt es heute eine Reihe von therapeutischen Verfahren, die Bewegung und Berührung gerade bei schwerkranken oder schwer belasteten Menschen einsetzen (z. B. konzentrative Bewegungstherapie, Tanztherapie, Physiotherapie, Musiktherapie). Doch auch im „normalen" Pflegealltag beachtet man die nichtsprachlichen Äußerungen eines Patienten mehr und wird sich nach und nach der Bedeutung von wortlosen Begegnungen in Form von Berührung bewusst (vgl. basale Stimulation, Abschn. 3.5). Elemente der nonverbalen Kommunikation können als „Türöffner" dienen, sie können in ein biografisches Gespräch (vgl. Abschn. 3.4) führen und den Patienten Mut machen, über ihre Leidensgeschichte zu sprechen.

Sie können gleichsam die Erlaubnis zu Fragen geben oder in einen Dialog über Sinnfragen, Hoffnungen oder Prognosen münden.

Die Sprache des Körpers ist dem Menschen von Geburt an mitgegeben. Niemand muss sie erst mühsam erlernen. Jeder Mensch bekommt sie als wichtiges Geschenk mit auf seinem Lebensweg. Dies bedeutet auch, dass es ein allgemeines Verständnis von körpersprachlichen Ausdrucksweisen zwischen allen Menschen gibt. In jedem Land auf der ganzen Welt verstehen Menschen bestimmte Ausdrucksformen ihres Körpers in bestimmter Weise. Diesen Anteil der nonverbalen Kommunikation bezeichnet man als kollektiven - oder auch *primären* - Anteil der Körpersprache. Er ist gleichsam als Grundkapital zu verstehen, mit dem sich ein Neugeborenes auf seine Lebensreise begibt.

Im Laufe der Entwicklung werden dann zusätzlich körpersprachliche Elemente erworben. Dies geschieht zum einen durch Lernprozesse. Das Kind sieht, wie sich die Menschen seiner Umgebung verhalten und wie sie sich ausdrücken und ahmt dies dann nach. Dieses Lernen am Modell, diese Orientierung an Vorbildern ist stark an kulturbedingte Größen geknüpft. Die *sekundären* Kommunikationsanteile sind weit weniger weltumspannend. Vielmehr sind sie geprägt von kulturellen Vorlieben, regionalen Eigenheiten oder schichtspezifischen Verhaltensnormen.

Neben dem Lernen an den Modellen der Umwelt lösen seelische Erlebnisse beim Kind Reaktionen auf der körperlichen Ebene aus. Durch wiederholte Erfahrungen werden ganz bestimmte Erlebnisse mit bestimmten Ausdrücken in Mimik und Gestik, mit besonderen Körperhaltungen und Berührungsqualitäten verknüpft. Dieser Teil der sekundären Körpersprache hängt zu einem hohen Maße von der Persönlichkeit des Menschen ab und ist stark individuell gefärbt.

2.6.1 Grundelemente der Körpersprache

Die *Grundelemente der Körpersprache* lassen sich in einigen wenigen Punkten kurz darstellen:

- Genussgeste des Mundes,
- Abwehrgeste der Mundpartie,
- Geste des Öffnens (Zustand der Lockerheit),
- Geste des Schließens (Zustand der Verkrampfung),
- Blickkontakt.

Jede Sprache entwickelt sich vom Einfachen zum Komplexen. Dieses Muster ist auch bei der Körpersprache zu sehen. So können die einfachen und noch gut zu beobachtenden Abläufe beim Säugling und Kleinkind helfen, die komplizierten Abläufe beim erwachsenen Menschen zu verstehen.

Grundelement: „Sprache" der Mundpartie

Die *Mundpartie* des Säuglings ist ein hoch sensibles Organ. Das Kind nimmt über den Mund nicht nur seine Nahrung auf, es erhält auch eine Fülle von Reizen, die seine Wahrnehmung schulen und seine Neugierde anregen. Beim Stillen des Säuglings erlebt das Kind über die Mundpartie die Wärme der Mutter, es schmeckt die

Haut der Mutter, es erfährt Befriedigung in umfassender Weise. Saugend, schmatzend, leckend kostet das Kind nicht nur die Milch, es kostet die ganze Welt! Später werden Wahrnehmungen der Mundpartie zum Erkunden der Umwelt eingesetzt: das Kleinkind steckt fast alles in den Mund, um sich unterschiedlichste Eindrücke und Sinnesempfindungen zu holen. Über die Mundpartie kann das Kind auch Ablehnung und Verweigerung ausdrücken: es stößt mit der Zunge die Brust oder die Flasche weg und presst die Lippen zusammen.

Bei genussvollem Erleben lecken sich die Menschen aller Altersstufen über die Lippen und bringen ihre Mundpartie in einen entspannten Zustand. Bei unangenehmen Reizen werden die Lippen verschlossen, die Zähne zusammengebissen, die gesamte Mundpartie angespannt. Dieses Muster bleibt lebenslänglich vorhanden. Die typische Reaktion der Muskeln auf angenehme und unangenehme Reize wird im Laufe der Lerngeschichte ausgebaut und auf seelische Ereignisse übertragen. So kommt es, dass man auf unangenehme Nachrichten mit einem Verschließen des Mundes reagiert. „Kein Wort kommt aus meinem Mund", so könnte man den Ausdruck so mancher Mundpartie übersetzen.

Entspannen oder Anspannen der Mundpartie bringen entsprechende Gefühle des Wohlbefindens oder der Ablehnung zum Ausdruck. !

Es ist wichtig, bei der Begleitung von Menschen in schwierigen Lebenslagen auf die Reaktionen dieser so früh ausgebildeten Ausdrucksmöglichkeiten zu achten:

- Wie gespannt oder angespannt ist die Gesichts- und Mundmuskulatur?
- Welche Lerngeschichte, welche Erfahrungen haben dazu geführt, dass ein Mensch „mit zusammengebissenen Zähnen" durchs Leben hat gehen müssen?
- Kann ein Patient Botschaften annehmen, ist er bereit, sie aufzunehmen oder verschließt er sich?

Je regressiver der Zustand eines Menschen ist, je mehr von den entwicklungsgeschichtlich später erworbenen Funktionen verloren gegangen ist, desto wichtiger werden die Aussagen der sog. Grundbausteine der Körpersprache, wie etwa die Sprache der Mundpartie.

Grundelement: „Öffnen" und „Schließen"

Die Muskeln des Körpers folgen einem allgemein gültigen Prinzip. Dieses Prinzip heißt *„Öffnen"* und *„Schließen"*. Je nach der Qualität der Reize, die auf sie einwirken, reagieren die Muskeln verschieden. Bei einem starken Reiz ziehen sich die Muskeln zusammen – verschließender Aspekt (Zustand der Anspannung, der Verkrampfung). Bei einem schwachen Reiz verlängern sie sich – öffnender Aspekt (Zustand der Entspannung, der Lockerung). Dieses Muster besteht zunächst einmal unabhängig von angenehmen oder unangenehmen Erfahrungen. Die Verknüpfung geschieht erst allmählich im Laufe der Lebens- und Lerngeschichte.

Ein Mensch, der sehr verkrampft ist, dessen Muskeln alle angespannt sind, kann Informationen nicht voll aufnehmen. !

Ein Zustand erhöhter Spannung und Verkrampfung führt dazu, dass Reize viel stärker sein müssen, um aufgenommen zu werden, als dies in einem Zustand der Gelöstheit der Fall ist. In verkrampftem Zustand ist der Informationsaustausch blockiert. Dies gilt sowohl auf rein körperlicher Ebene als auch in Bezug auf die Kommunikation. Damit Signale, Reize, Informationen überhaupt ankommen, müssen sie bei „verkrampften", angespannten Menschen also entsprechend hoch sein. Nun gilt aber, dass bei sehr starken Reizen alle Menschen mit einer vorprogrammierten Reaktion antworten: mit Flucht. Damit ist die Kommunikation unterbrochen oder sogar beendet.

Jede Änderung in der Umgebung, jedes unvorhergesehene Geräusch, jede rasche Bewegung, jeder unbekannte Reiz verursacht bei allen Menschen ein und dieselbe Reaktion: sie wollen sich vor dem Unbekannten schützen, sie wollen sich entziehen und fliehen. Solange Menschen in der Lage sind zu fliehen, werden sie das tun. Dies kann entweder buchstäblich geschehen, indem sie den Raum verlassen, sich verstecken, davonlaufen. Oder aber sie „machen zu", sie verschließen sich, indem sie ihren gesamten Körper anspannen und verschließen. Aus dieser Position des Rückzuges können nun die neuen Reize und Signale geprüft werden und mit dem ganzen Schatz früherer Erfahrungen verglichen werden. Erst nachdem klar ist, ob es sich bei dem neuen Reiz um einen angenehmen oder unangenehmen handelt, kann eine Auseinandersetzung erfolgen.

Aus dem bisher Gesagten kann man erahnen, in welchem Teufelskreis sich ein Mensch befindet, der – aus welchen Gründen auch immer – „verschlossen" seiner Umwelt gegenüber auftritt. Reize aller Art (z. B. Botschaften, Signale, Informationen) müssen stark sein, um überhaupt aufgenommen zu werden. Durch die notwendige Stärke besteht aber die Gefahr, dass eine Fluchtreaktion ausgelöst wird, durch die die Anspannung und Verkrampfung steigt.

Nicht immer muss es sich um eine direkte Konfrontation mit einem unangenehmen Reiz handeln, um eine Fluchtreaktion auszulösen. Die Erfahrungen von bestimmten Zusammenhängen werden als Assoziationen abgespeichert. Jeder weiß beispielsweise, dass Zitronen sauer schmecken. Bereits bei dem Gedanken, in eine Zitrone zu beißen, ziehen sich die Gesichtsmuskeln zusammen. Auch der Ausspruch „Du machst ein Gesicht wie zehn Tage Regenwetter!" weist auf den Zusammenhang von Gefühlsqualitäten einerseits und mimischer Korrespondenz andererseits hin.

Zur Illustration ein Beispiel einer geradezu klassischen Situation aus dem Patientenalltag:

Praxis

Ein Patient hat während eines Krankenhausaufenthaltes eine negative Erfahrung gemacht. Er hat erfahren, dass der Einstich einer Spritze unangenehm war, der Einstich musste wiederholt werden und war mit Schmerzen verbunden. Diese Verbindung: Spritze = Schmerz = unangenehme Erfahrung wird abgespeichert. Der Patient hat gelernt, dass ein bestimmter Reiz mit unangenehmen

Empfindungen verbunden ist. Kommt er nun erneut in die Situation, gespritzt zu werden, wird er mit einem unangenehmen Reiz rechnen und mit Anspannung aller Muskeln reagieren. Dieser Patient erwartet also gleichsam schon den Schmerz, noch ehe er überhaupt spüren kann, ob der Eingriff diesmal schmerzhaft ist oder nicht. Durch den erhöhten Muskeltonus – also die größere Anspannung – wird wiederum der Einstich selbst als schmerzhafter erlebt, als dies in entspanntem Zustand der Fall wäre. Der Teufelskreis: Angst – Spannung – Schmerz – Angst etc. hat begonnen!

Solche *negativen Lerngeschichten* lassen sich beliebig erweitern und sind wohl jedem Menschen in der einen oder anderen Weise bekannt. Das konkrete Verhalten eines Patienten hängt oft weniger mit der aktuellen Situation zusammen, als viel mehr mit dem, was er in ähnlichen Situationen bereits erlebt hat!

Die aktuelle Reaktion eines Menschen setzt sich immer aus drei Komponenten zusammen:

- welche Erfahrungen erinnert er aus der Vergangenheit,
- was erfährt er in der Gegenwart und
- was erwartet er für die Zukunft?

Es ist oft sehr schwer, das *„Jetzt“* aus dem komplexen Geflecht von „gestern – heute – morgen“ herauszufiltern. Hinweise auf die scheinbare Unangemessenheit einer Reaktion sind im Umgang mit Patienten nicht zielführend. „Es ist ja gar nicht so schlimm…“ und ähnlich relativierende Sätze können gar nicht an das innere Ohr des Patienten gelangen. Für ihn sind die inneren Bilder früherer Situationen und die Projektionen in die Zukunft gefühlsbestimmend.

> » Uns ist kaum bewusst, in welchem Maße der Körper ein Erfahrungsspeicher ist – er vergisst nichts. Vieles von dem, was wir aus unserem Gedächtnis gelöscht haben, ist in den Zellen und Muskeln unseres Körpers kodiert. Und diese verkörperte Erfahrung bleibt auf eine oft unbegriffene Weise wirksam, prägt unser Leben entscheidend mit.
> Unbegriffen, vergessen, unterdrückt: Erst wenn Schmerzen und Krankheit den Körper ins Bewusstsein rücken, wird die Körpergeschichte zum Datenmaterial, das für Diagnosen und Therapie gebraucht wird – Daten, die jedoch ein Spezialist eruiert, dem wir nun, zum „Fall“ geworden, unsere Geschichte zu erzählen versuchen. (Ernst 1993, S. 28) «

Was wissen Begleiter von den individuellen Lerngeschichten ihrer Patienten?

Meistens wenig bis gar nichts. Die Begleiter sind vielmehr darauf angewiesen, äußere Signale wahrzunehmen und sich auf den Gefühlsausdruck der Patienten einzustimmen. Dieser Gefühlsausdruck von Menschen, diese durch den Körper zum Ausdruck gebrachten Stimmungsbilder innerer Vorgänge, sind ein wichtiges Kommunikationssignal zwischen Menschen im Allgemeinen und zwischen Patient und Begleiter im Besonderen. Gerade in Begleitsituationen geht es weniger um

Objektivität als viel mehr um einen sehr subjektiven Erfahrungsaustausch. Es ist beispielsweise nicht wichtig, ob die Stimme eines Pflegers objektiv messbar sehr laut war, als er einem Patienten eine Information übermittelt hat. Wichtig ist, wie die Lautstärke vom Patienten wahrgenommen wurde (vgl. 2.7). Oft steckt in individuellen Reaktionen, in einer ganz bestimmten Körperhaltung, in einer für den Patienten typischen Geste der Schlüssel für ein tieferes Verständnis. Daher ist es wichtig, mit offenen Sinnen dem Patienten zu begegnen und mit einer liebevollen Neugierde den Zusammenhängen zwischen Botschaften (Reizen) und individuellen Reaktionen nachzuspüren.

Viele sog. „schwierige" Patienten sind nur deshalb schwierig, weil man ihre Lerngeschichte nicht kennt, weil man nur die Verkrampfung, die Verweigerung, die versteckten und offenen Fluchttendenzen wahrnimmt.

Schwierige Patienten sind vielleicht nur deshalb schwierig, weil

- sie eine schwierige Geschichte mitbringen.
- es schwer ist, einen Zugang zu ihnen zu finden.
- es schwer fällt, ihre Lebens- und Leidensgeschichte an sich heranzulassen und sie mit offenen Augen und offenem Herzen anzuschauen.

Im Umgang mit Menschen, die etwas als schmerzhaft, unangenehm, beängstigend, bedrohend erleben, müssen Begleiter also immer auch in Betracht ziehen, dass sie mit einer ganzen „Lerngeschichte" konfrontiert sind. Oft ist es wichtig, „atmosphärische Vorarbeit" zu leisten, um einen Patienten aufnahmebereit zu machen. Erst wenn er aus seiner Verkrampfung herauskommt, erst wenn er in der Lage ist, in gelöstem, „offenem" Zustand Botschaften aufzunehmen, werden die Bemühungen um ihn zielführend sein. Man braucht ungleich mehr an „Informationsbomben", wenn ein Mensch verkrampft und in Abwehrhaltung ist. Bei solchen Menschen gilt es in erster Linie, Beziehungsarbeit zu leisten, den Zustand des Patienten so zu lockern, dass er zumindest einen Teil seiner Schutz- und Fluchttendenz aufgeben kann.

Vertrauen in eine Situation – eben auch in eine Situation der Pflege oder Begleitung – fördert die Durchlässigkeit und macht den Menschen aufnahmefähig.

Besonders in der Begleitung kranker und alter Menschen muss man sich immer bewusst sein, dass alles Neue und Unbekannte zunächst erschreckend und gefährlich wirkt. Die natürliche Reaktion darauf ist Rückzug. Alle Sinne sind stark sensibilisiert und wirken in solchen Situationen immer wie Alarmanlagen. Jede plötzliche Bewegung, alles Unvorhergesehene wird als potenzielle Gefahr interpretiert. Patienten, die ans Bett gefesselt sind oder sich nicht nach ihren eigenen Vorstellungen bewegen können, haben nicht einmal mehr die Möglichkeit, zu fliehen. So bleibt oft als einzige Reaktion die totale Anspannung. Der ganze Körper scheint „Nein" zu schreien. Der Blickkontakt wird verweigert, der Kopf zur Seite gedreht, die Lippen zusammen gepresst, die Fäuste geschlossen Man braucht viel Zeit, Geduld und einfühlsames Verständnis, um in die Welt verängstigter, verkrampfter Menschen vorzudringen (vgl. 3.5).

Grundelement: Blickkontakt

Ein weiteres Grundelement der Körpersprache ist der *Blickkontakt.* Die ersten Erfahrungen, sich „Auge in Auge" mit einem Menschen zu erleben, reichen weit in die kindliche Entwicklung zurück. Kleine Kinder können in der Position des Gestilltwerdens ihren Blick tief in den der Mutter senken. Der Abstand zwischen den beiden Gesichtern ist so optimal, dass der Säugling gerade auf diese Distanz alles scharf sieht. In den Augen der Mutter findet er sein eigenes Spiegelbild und gleichzeitig einen Zugang zum Innersten seiner Mutter. Die Augen werden in vielen Sprachen und Kulturen auch als „Fenster zur Seele" bezeichnet.

Jemandem in die Augen zu schauen ist und bleibt ein Erlebnis! Die Wahrnehmung eines anderen Menschen erfolgt immer durch direkten Blickkontakt. Die Dauer des ersten Blickes, der auch als *Ritualblick* bezeichnet wird, ist von Kultur zu Kultur unterschiedlich. Gilt es in westlichen Kulturen als üblich, einen noch unbekannten Menschen etwa zwei bis vier Sekunden anzublicken, wird in anderen Kulturen, ein direktes Anschauen bei ersten Kontakten als zudringlich empfunden.

Der Blickkontakt ist in Begleitsituationen etwas sehr Wichtiges. Zum einen kann man nur durch konkretes, direktes Anschauen einen anderen Menschen gut wahrnehmen. Nur wenn man „hinschaut", kann man Körpersignale wahrnehmen, aufnehmen und sich von ihnen leiten lassen. Zum anderen ist der Blickkontakt selbst Element der Kommunikation. Wie man einen Menschen anschaut, vermittelt ihm auch einen Eindruck davon, was man von ihm hält.

Einige Redewendungen unterstreichen die *sozialpsychologische* Bedeutung des Blickes: So kennt man Menschen, die man „keines Blickes würdigt", man fühlt sich durch „seinen bzw. ihren kalten Blick über die Schulter" herabgesetzt, gedemütigt, senkt „gottergeben den Blick", „blickt zurück in Zorn", fühlt sich durch die „Wärme eines Blickes" geborgen und angenommen

Für die Situation, in der sich viele Patienten befinden, die – ans Bett gefesselt – nicht mehr davonlaufen können, stellt die Möglichkeit „Augen sprechen zu lassen" oft eine letzte Chance dar, ihren Freiraum zu verteidigen, ihr Territorium abzugrenzen:

Sie können

- sich dem Blickkontakt entziehen, auch wenn sie nicht davonlaufen können.
- durch Vorbeischauen den „Blick in ihre Seele" verweigern.
- den Blickkontakt unterbrechen, wenn sie genug haben.
- mit den Augen fliehen, wenn die Beine versagen.
- mit den Augen spazieren gehen, wenn sie sich der Situation entziehen wollen.
- die Augen schließen und sich so der Kommunikation verweigern.

Oft bleibt den Begleitern als einzige Möglichkeit, einen Zugang zum Patienten zu finden, das Bemühen, um einen Blick. Wie bei kleinen Kindern kommen auch bei Menschen in Ausnahmesituationen manchmal verschiedene „Blickangebote", bevor ein „normaler" Blickkontakt und Blickaustausch möglich ist. Von der Bereitschaft der Begleiter, darauf adäquat zu reagieren, und von den kreativen Formen des Umgangs mit dem „Augenspiel" kann es oft abhängen, ob Menschen Helfern erlauben, sie in ihrer konkreten Lebenssituation zu begleiten oder ob sie diese nur zwangsläufig erdulden (◘ Abbildung 2.19–2.23).

Die Sprache der Augen ist oft die einzige und letzte Chance eines Menschen, den persönlichen Freiraum zu verteidigen und Individualität zu leben.

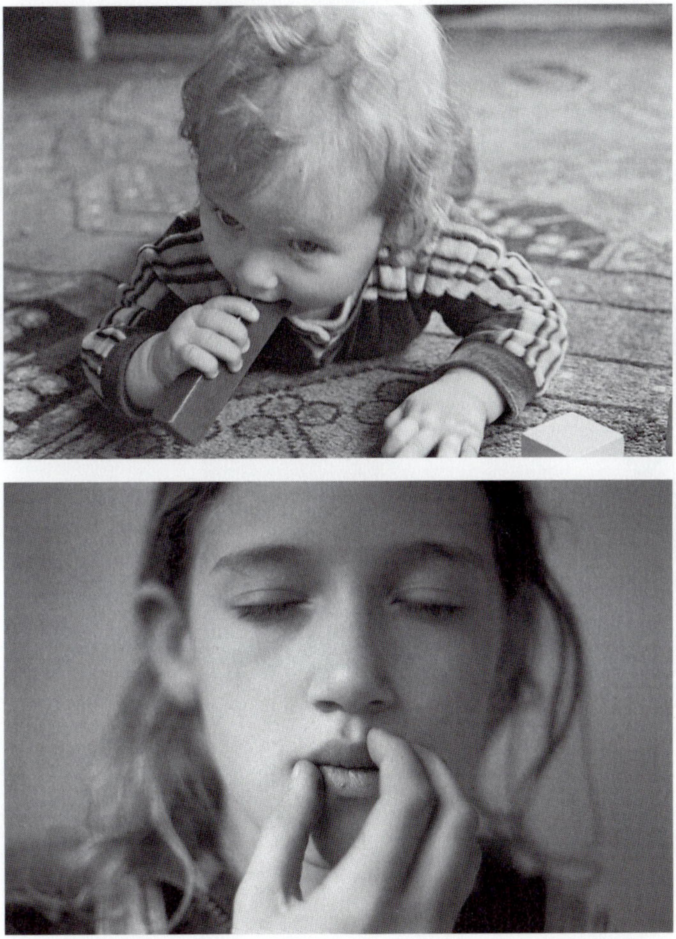

a

b

◘ Abb. 2.19a,b Wahrnehmungen der Mundpartie werden zum Erkunden der Umwelt und der eigenen Körpergrenzen eingesetzt

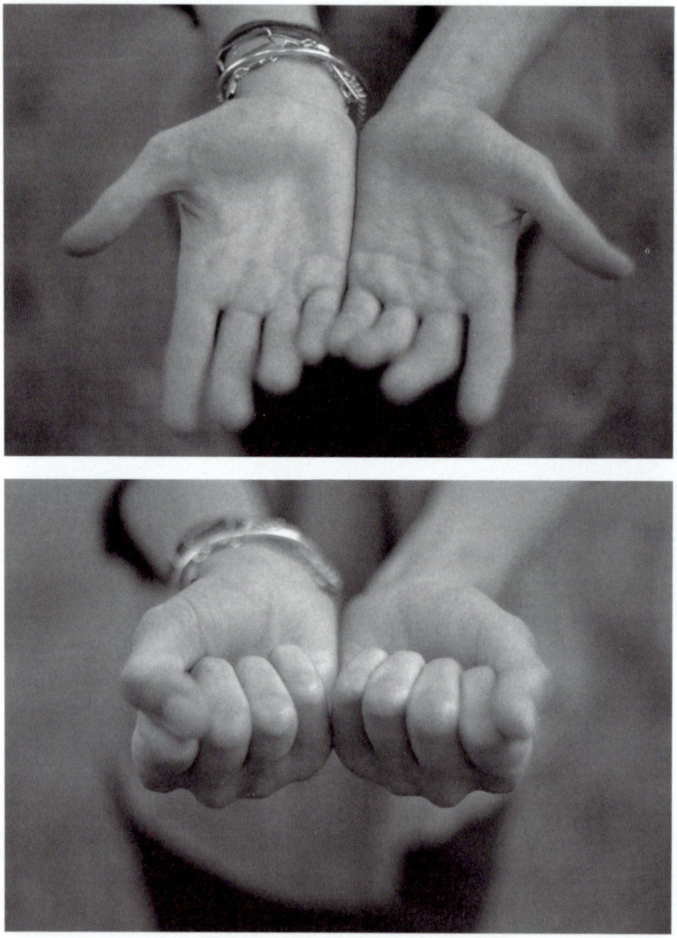

a

b

Abb. 2.20a–d Ein Grundelement der Körpersprache ist die Geste des Öffnens und des Schließens

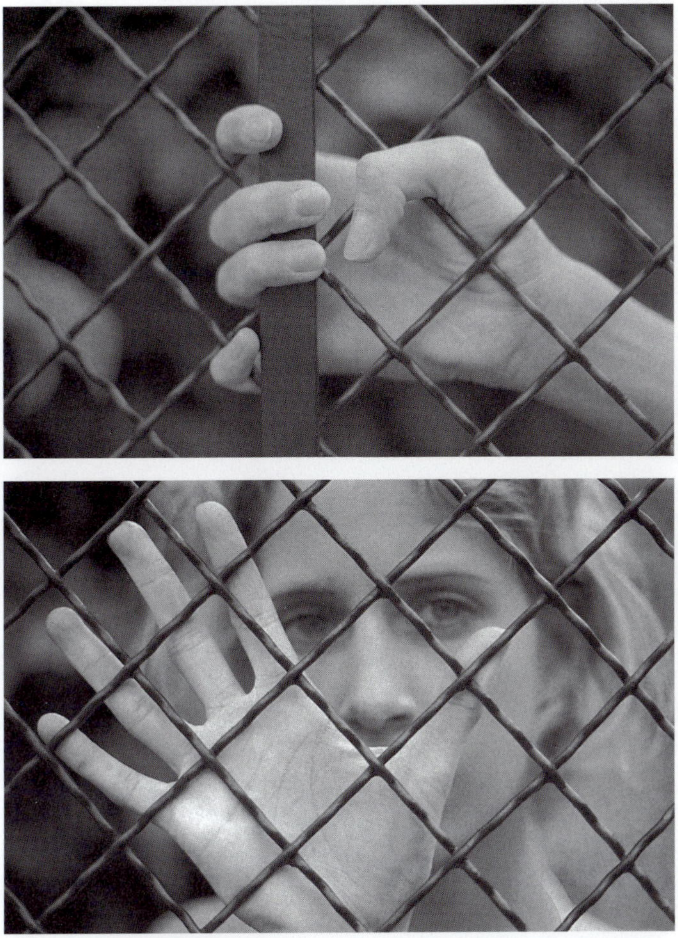

c

d

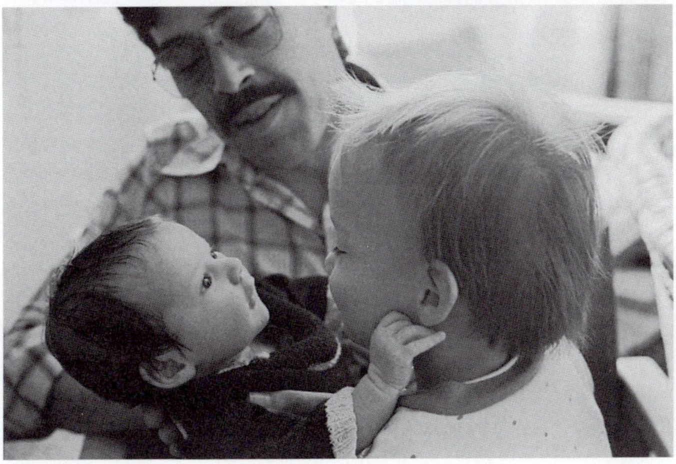

Abb. 2.21 In den Augen anderer finde ich mich selbst

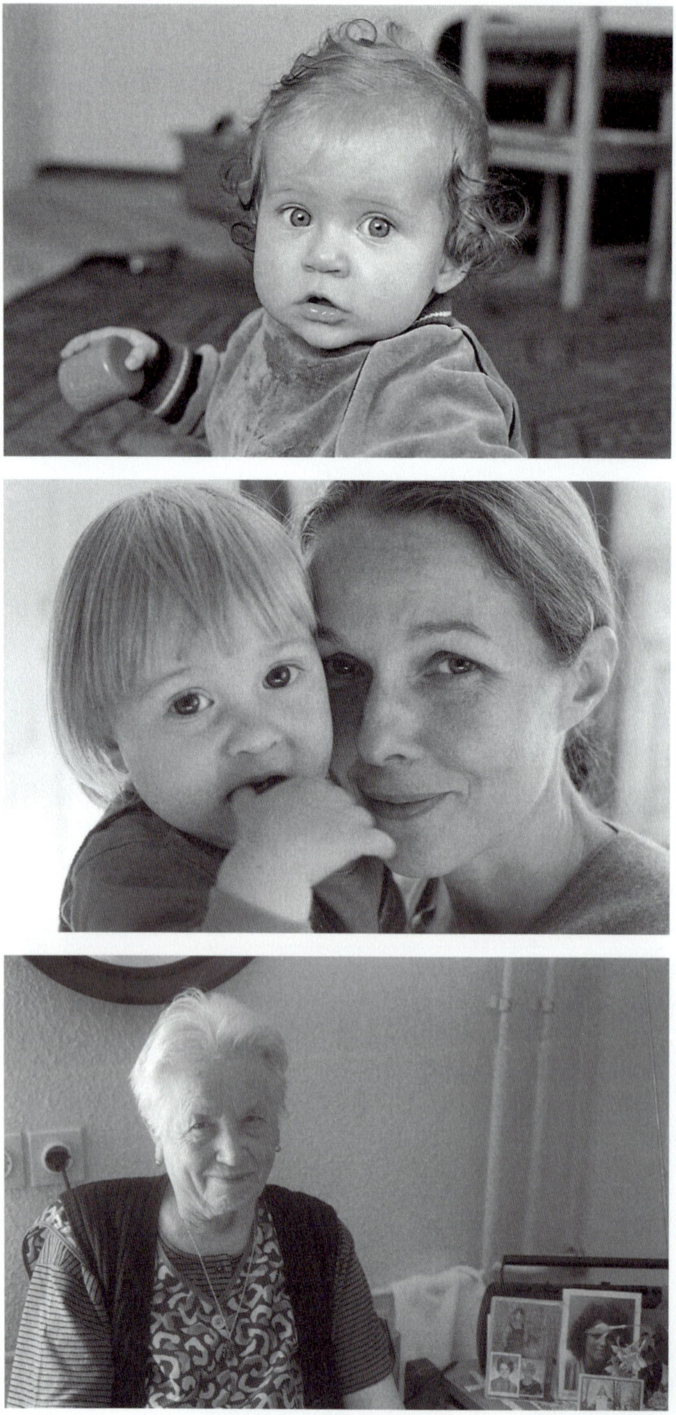

a

b

c

Abb. 2.22a–c Die Augen sind das Fenster zur Seele

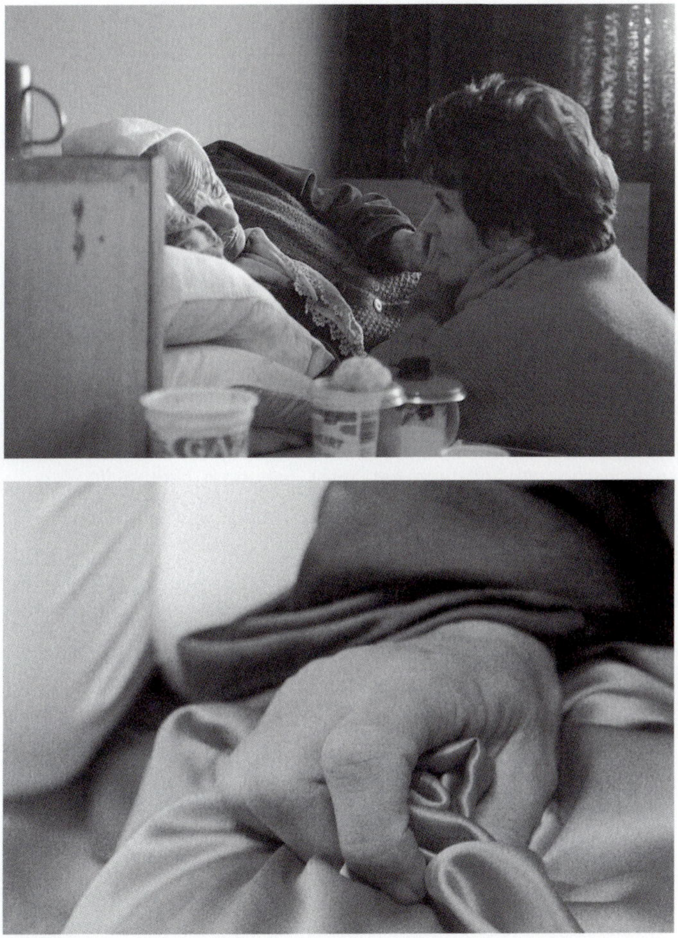

a

b

Abb. 2.23a,b Man braucht viel Zeit, Geduld und einfühlsames Verständnis, um in die Welt verängstigter, verkrampfter Menschen vorzudringen

2

2.6.2 Verhaltenssignale in ihrer Bedeutung

Jeder Mensch ist mit einem Repertoire körpersprachlicher Ausdrucksfähigkeiten ausgestattet. Diese Grundausstattung haben alle Menschen aller Kulturen. Das bedeutet, dass bestimmte einfache Elemente von allen Menschen aller Kulturen mehr oder weniger gleich verstanden werden. Im Laufe der individuellen Entwicklung setzen dann bestimmte Spezialisierungen ein (Abbildung 2.24 u. 2.25). Diese Ausdifferenzierung verläuft nach Persönlichkeit des Menschen, nach seiner Umgebung, der Zugehörigkeit zu einer bestimmten Schicht, einer bestimmten Religion und einer bestimmten Kultur.

Im Folgenden werden einige Beispiele angeführt, wie bestimmte körpersprachliche Signale gedeutet werden können. Es sind dies nur erste mögliche Hinweise.

Was eine bestimmte Geste, ein bestimmter Ausdruck in der jeweiligen Situation bei einem bestimmten Menschen zu bedeuten hat, muss behutsam herausgefunden werden.

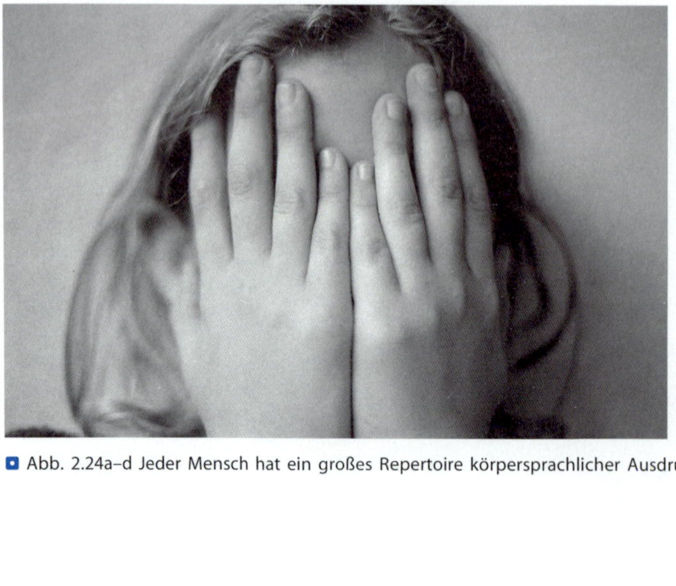

a

Abb. 2.24a–d Jeder Mensch hat ein großes Repertoire körpersprachlicher Ausdrucksfähigkeit

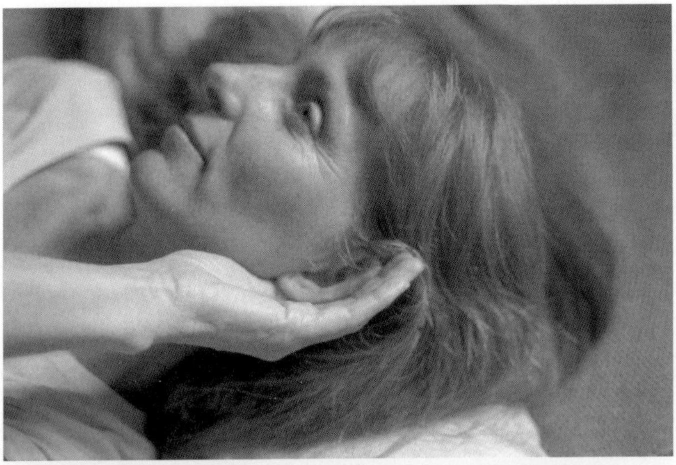
b

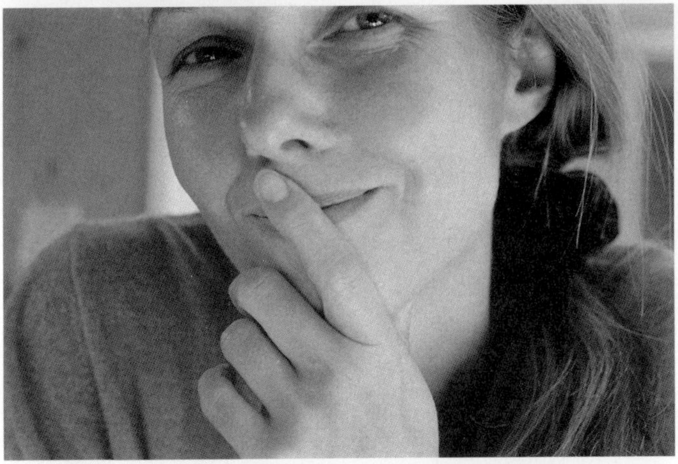
c

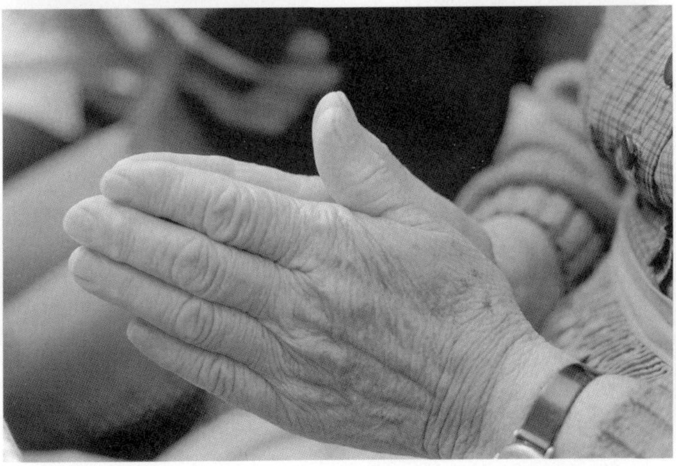
d

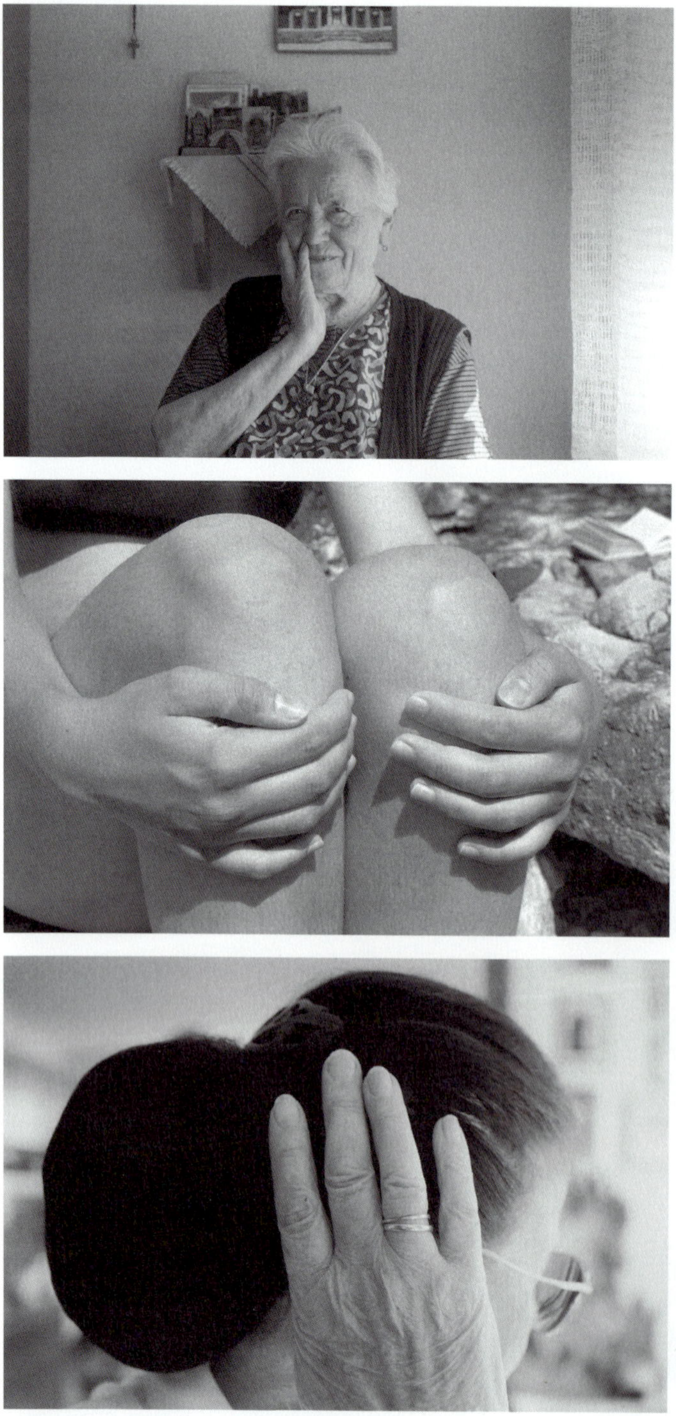

a b c

Abb. 2.25a–d Was eine bestimmte Geste, ein bestimmter Ausdruck in der jeweiligen Situation zu bedeuten hat, muss behutsam herausgefunden werden

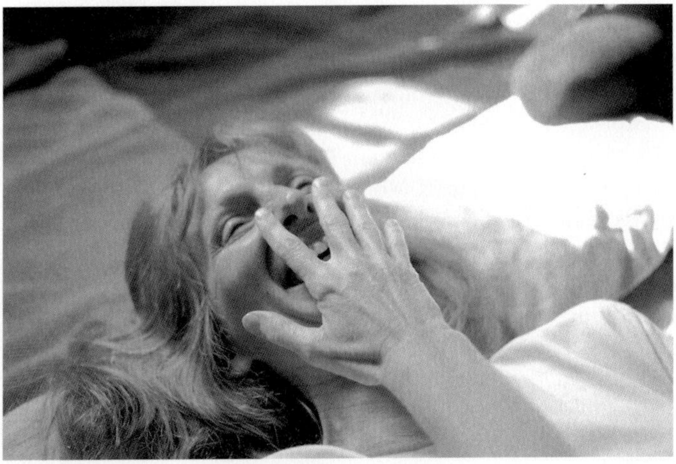
d

Augen

Augen sind das Tor zur Seele

- Pupillen werden größer bei: Lichteinfall, angenehmen und interessanten Dingen, die gesehen werden und bei Konzentration auf eine Sache oder Person.
- Die Muskulatur rund um das Auge weitet sich: wenn etwas Ungewohntes die Wahrnehmung durchbricht, bei abrupten Bewegungen, Schreck, Überraschung etc.
- Weit geöffnete Augen: Gesammelte Aufmerksamkeit.
- Augen „vergrößern sich": Bedürfnis nach mehr Information, nach „Erweiterung" des Wissensstandes.
- Augen werden schmäler: Verlangen nach Information im Sinne einer Vertiefung; entweder wird eine Detailinformation vom Partner gewünscht oder es erfolgt die Suche nach Detailantworten im eigenen Kopf.
- Aufrechterhalten des Blickkontaktes: Wunsch, in Kontakt zu bleiben.
- Kurze Unterbrechungen des Blickkontaktes: Konzentrationssteigerung.
- Längere Unterbrechungen des Blickkontaktes: Wunsch nach Abbruch der Kommunikation.
- Blick nach oben: Suche nach Hilfe oder Beistand von höherer Instanz.
- Blick zum Boden: Verschließen vor neuen Eindrücken, Scheu vor Neuem; aber auch Konzentration, Denken; Wunsch, Argumente von sicherem Boden aus vorzubringen.
- Augen zwinkern: Misstrauen, Ungläubigkeit.
- Blick nach vorne, ins Leere: Leben in einer realitätsfernen Traumwelt, Pläneschmieden.
- Niedergeschlagener Blick: Demut, Unterwerfung.
- Schließen der Augen: Abschluss von externen Reizen, Wunsch nach Ruhe.

Mund

Seelische Dauerzustände prägen mit der Zeit auch den Mundausdruck

- Öffnen des Mundes: Informationen können nur schwer aufgenommen werden, sind ein „großer Brocken".
- Weit geöffneter Mund mit heruntergefallenem Unterkiefer: Momente des Staunens, der Überraschung, des Schrecks; Momente, in denen der Informationsstrom größer ist, als man aufnehmen kann.
- Herabhängender Kiefer: Blockierende Wirkung auf den gesamten Denkvorgang, das Denken verlangsamt sich.
- Herausstrecken der Zunge: Abweisung, negative Gefühlszustände.
- Mit der Zunge über die Lippen fahren: Genuss, positive Empfindungen.
- Auf die Zunge beißen: Nichts herauslassen.
- Zusammengepresste Lippen: Verweigerung, etwas anzunehmen oder etwas herzugeben.
- Verkniffener Mund: Sturheit, Eigensinn, Misstrauen; Schwierigkeiten, ins Gespräch zu kommen.
- Vorgewölbte Lippen, spitz, geschlossen: Unentschlossenheit.
- Zusammengebissene Zähne: Haltung des Nicht-Nehmens/Nicht-Gebens; Unnachgiebigkeit, Verbissenheit.

Körperteilhaltungen

Der Körper ist der Handschuh der Seele

- Rasche Kopfbewegungen nach rechts und links: Signal des Hilfesuchens.
- Gerade Kopfhaltung und direkter Blickkontakt: Annahme einer Konfrontation, Auseinandersetungsbereitschaft.
- Seitliches Neigen des Kopfes: Versuch, Konfrontation, friedlich zu beenden; Vertrauensangebot.
- Heben der Schultern: Passive Verteidigungshaltung, Angst vor Konfrontation.
- Hochziehen der Schultern und Hinunterdrücken des Kinns: Verteidigungshaltung.
- Ausgestreckter Arm, geballte Faust: offensive Verteidigungshaltung, aktiver Schutz.
- Arme über der Brust gekreuzt: defensiver Schutz, Aktivitätssperre.
- Arme über den Kopf zusammengeschlagen: Schutzbewegung.
- Ellbogen nach außen gerichtet: Angst vor „Seitenangriffen", Seitenschutz.
- Oberarme dicht am Oberkörper: Hemmung der Bewegung, Einschränkung der Gefühle, Vorsicht.
- Geöffnete Arme: Offenheit, Zulassen von Gefühlen, einladende Geste.
- Arme nach rückwärts gezogen: Rückzug vom eigenen Handeln, Passivität; Wunsch, selbst nichts tun zu müssen.
- Fußsohlen in gutem Bodenkontakt: „Mit beiden Beinen auf der Erde stehen", realistischer Bezug zur Welt.

- Von einem Fuß zum anderen schwanken: Wunsch nach Veränderung, Suche nach neuen Möglichkeiten.
- Hin- und Hergehen: „Standpunkt" verändern, Gedanken stimulieren, Argumente variieren.

Hände

Die Hände sind die Dolmetscher unserer Seele

- Offene Hand, Handfläche nach oben: Vertrauen; Bereitschaft, Empfindungen zu zeigen, friedliche Geste des freien Gebens und Nehmens, Geste des Segnens, der Fürbitte.
- Handrücken nach oben gewendet: Verbergen von Gefühlen, Abwehr; Bewegungen in dieser Handstellung sind meist Dominanzbewegungen.
- Anklammernde Hand: Suche nach Zuflucht, Reaktion bei latenter oder akuter Bedrohung.
- Geballte Faust: Kampfbereitschaft, aggressives Signal, „siegessicher".
- Streichelnde Hand: Geste der Zuwendung; Versuch, durch zarte Berührungen, Form, Oberflächenstruktur und Temperatur des Gegenstandes wahrzunehmen.
- Hand zur Stirn: Nachdenken, Besinnung.
- Fingerkuppen klopfen gegen die Stirn: Aktivierung des Gedankenflusses.
- Stirn und Augen sinken in die Hände: Erschöpfung.
- Fingerspitzen an die Lippen: Suche nach den richtigen Ausdruck.
- Finger streifen unter der Nase die Oberlippe: Gedankenprüfung.
- Finger zupfen an der Nasenspitze: Unzufriedenheit über Äußerungen, Gefühl der Peinlichkeit.
- Hand fährt zum Mund: Erschrockenheit, unüberlegte Wortwahl.
- Hand reibt den Nacken: Ausdruck von Unbehagen, „Etwas sitzt im Nacken".
- Finger zwischen Hals und Kragen: Gefühl der Enge, Eingeschlossenheit.
- Auf den Fingern beißen: Bestrafung.

2.6.3 Signale als Ausdruck eines bestimmten Bedürfnisses

Eine Möglichkeit, einen Zugang zur Signalsprache zu erlangen, besteht in der Zuordnung bestimmter Signale zu bestimmten Bedeutungen oder Erlebnisformen. Eine andere Möglichkeit wäre zu fragen, welche Signale für den Ausdruck eines ganz *bestimmten* Bedürfnisses zur Verfügung stehen. Welche nonverbalen Merkmale sind es, die zum Beispiel den Wunsch nach Kontakt, nach Beziehungsaufnahme signalisieren? Meist handelt es sich um ein ganzes Bündel von Signalen, die zur Verfügung stehen. Jedes Signal für sich genommen kann bereits in Richtung Beziehungswunsch gedeutet werden. Je mehr Signale gleicher oder ähnlicher Bedeutung zusammenkommen, desto deutlicher kommt der Wunsch zum Ausdruck. Wir möchten abschließend jene Merkmale anführen, die sowohl den Wunsch nach Beziehung zum Ausdruck bringen, als auch jene, die signalisieren, dass ein Wunsch nach Kontaktabbruch besteht.

Der Wunsch nach *Aufnahme* einer Beziehung kann an folgenden Merkmalen erkannt werden:

- Ausstrecken der Arme,
- Öffnen der Hände,
- Anheben des Kopfes,
- Hochziehen der Augenbrauen,
- Lächeln,
- Suche nach Blickkontakt,
- Sprechgeräusche.

Folgende Merkmale drücken den Wunsch nach *Beendigung* einer Interaktion aus:

- durchgestreckte Arme, Handflächen nach vorne zeigend,
- Schütteln des Kopfes,
- Beiseitedrehen des Kopfes,
- Erschlaffen der Gesichtsmuskulatur,
- Verweigerung des Blickkontaktes,
- stärkstes Signal: Abwenden des gesamten Körpers, meist strafend oder drohend eingesetzt und erlebt.

2.7 Unterschiedliche Aspekte der Kommunikation

Die nachfolgende Zusammenfassung enthält wesentliche Aussagen über unterschiedliche Aspekte der Kommunikation. Auf diese wird bei den Ausführungen des dritten Kapitels, in dem es um die verschiedenen *Anwendungsbereiche* der Kommunikation für den Umgang mit kranken, alten und sterbenden Menschen geht, immer wieder zurückgegriffen werden.

Fazit

- **Ohne Kommunikation ist Leben nicht möglich!**
- **In Beziehung treten zu können ist ein Grundelement des Lebens und Überlebens.**
- **Von Beginn des Lebens steht der Mensch in einer „dialogischen Grundsituation".**
- **Man kann nicht *nicht* kommunizieren!**
- **Kommunikation ist das Senden und Empfangen von Botschaften.**
- **Botschaften werden über „Kanäle" gesendet.**
- **Die Menschen verfügen über zwei Hauptkanäle: den verbalen und den nonverbalen.**
- **Die Kommunikationskanäle sind eng mit den Sinnesorganen verbunden: Ohren, Augen, Nase, Mund und Haut.**
- **Menschen entwickeln „Lieblingskanäle".**
- **Botschaften können auf ihrem Weg vom Sender zum Empfänger den einen oder anderen „Filter" passieren: aus einer „reinen" Botschaft wird eine spezifisch verzerrte Botschaft.**
- **„Wahr" ist nicht, was der Sender sagt, sondern was der Empfänger versteht.**

- Bei einer Kommunikationssequenz entfällt nur rund 25% auf das gesprochene Wort (verbale Kommunikation) und rund 75% auf die nonverbale Kommunikation (Mimik, Gestik, Körpersprache etc.)
- Gefühle, unbewusste Grundhaltungen u.ä. werden meist über den nonverbalen Kanal gesendet.
- Nonverbale Kommunikation ist entwicklungsgeschichtlich früher anzusetzen als die verbalen Kommunikationselemente.
- Man unterscheidet primäre kollektiv angelegte nonverbale Elemente und sekundäre – über das Lernen an Modellen erworbene nonverbale Kommunikationselemente.
- Die ersten Kommunikationssequenzen im Laufe des menschlichen Lebens finden über die Berührung statt: ohne Berührung kein Leben!
- Verbale und nonverbale Elemente stehen in einer bestimmten Beziehung zueinander.
- Wenn verbale und nonverbale Elemente übereinstimmen, spricht man von Kongruenz.
- Nur wenn verbale und nonverbale Anteile übereinstimmen (kongruent sind), können Menschen überzeugend und glaubwürdig wirken.
- Das Ausmaß an Kongruenz ist der Dreh- und Angelpunkt einer guten Kommunikation.
- Stimmen verbale und nonverbale Botschaften nicht überein, wird dem nonverbalen Anteil mehr Bedeutung beigemessen.
- Jede Kommunikation enthält emotionale und rationale Elemente.
- Eine gute Kommunikation ist durch die Ausgewogenheit zwischen rationalen („kopfigen") und emotionalen („bauchigen") Anteilen gekennzeichnet.
- Basiselemente der Kommunikation sind: die Körpersprache, das Bedürfnis nach einem Rhythmusausgleich, einem „Mit-einander-Schwingen" und die Möglichkeit, eine Sequenz von Aktion und Reaktion aufzubauen.
- Jede Kommunikation enthält ein Paket von Botschaften („vier Seiten einer Nachricht").
- Jede Kommunikation hat einen Sach- und einen Beziehungsaspekt.
- Der Beziehungsaspekt bestimmt die Aufnahme der Inhalte.
- Inhalte können nur dann voll aufgenommen werden, wenn der Beziehungsaspekt positiv oder neutral ist.
- Bei jeder Kommunikationssequenz gilt: Störungen haben Vorrang!
- Erst nach Beseitigung der Störungen kann „echt" kommuniziert werden.

2

2.8 Gedanken zum Thema Kommunikation: Literatur, Texte, Fallbeispiele

2.8.1 Anregungen und hilfreiche Impulse für gute Gespräche

» In meinen Augen ist Kommunikation wie ein riesiger Regenschirm, der alles umfaßt und beeinflußt, was unter menschlichen Wesen vor sich geht. Sobald ein Mensch zur Welt gekommen ist, ist Kommunikation der einzige und wichtigste Faktor, der bestimmt, welche Arten von Beziehungen er mit anderen eingeht und was er in seiner Umwelt erlebt.
Wie er zurechtkommt mit seinem Leben, wie er vertraute Beziehungen knüpft, wie produktiv er ist, wie er einen Sinn findet, wie er mit seinem persönlichen Gott verbunden ist, all dies hängt weitgehend von seinen Kommunikationsfähigkeiten ab. (Satir 2001, S. 49) «

» Höre geduldig den an, der mit dir spricht, und beeile dich nicht, ihn zu unterbrechen. Man fängt keine Unterhaltung mit Antworten an. (Tausend-und-eine-Nacht-Märchen) «

» Zu einer Begegnung gehören zwei Personen und drei Aspekte: jede Person im Kontakt mit sich selbst, und beide im Kontakt miteinander. (Satir 2001, S. 16) «

» Denn es ist nicht die körperliche Einsamkeit, die uns von den anderen Menschen trennt, nicht die körperliche, sondern die seelische Isoliertheit. Nicht die einsame Insel, noch die steinige Wüste trennt uns ab von denen, die wir lieben. Es ist die Wüste in unserer Seele, das Brachland in unseren Herzen, durch das wir fremd und verloren streifen. Ist man sich selber fremd, dann ist man auch den anderen entfremdet. Ohne Zugang zum eigenen Ich kann man auch keinen Zugang zu anderen finden. Wie oft habe ich in der großen Stadt einem Freund die Hand gegeben und die Wüste gespürt, die ihn von mir trennte. Beide wanderten wir über verbrannte Steppen und hatten den Weg zu den Quellen verloren, die uns nährten – oder hatten sie versiegt gefunden. Langsam begreife ich, daß man nur durch die Verbundenheit mit dem eigenen Wesenskern den anderen verbunden ist. (Lindbergh 1955, 1990 S. 42) «

» Jeder Mensch ist nicht nur er selber, er ist auch der einmalige, ganz besondere, in jedem Fall wichtige und merkwürdige Punkt, wo die Erscheinungen der Welt sich kreuzen, nur einmal so und nie wieder. Dazu ist jedes Menschen Geschichte wichtig, ewig, göttlich, dazu ist jeder Mensch, solange er irgend lebt und den Willen der Natur erfüllt, wunderbar und jeder Aufmerksamkeit würdig. (Hesse, Quelle unbekannt) «

» „Wenn du einen Freund willst, so zähme mich!"
„Was muß ich da tun?" sagte der kleine Prinz.
„Du mußt sehr geduldig sein", antwortete der Fuchs. „Du setzt dich zuerst ein wenig abseits von mir ins Gras. Ich werde dich so verstohlen, so aus dem Augenwinkel anschauen, und du wirst nichts sagen. Die Sprache ist die Quelle der Mißverständnisse. Aber jeden Tag wirst du dich ein bißchen näher setzen können ..." (Saint-Exupéry 1950, 1998, S. 93) «

2.8.2 Sprache – Gespräch – Aussprache: eine Form der Lebensbewältigung

Ich möchte dich begleiten

Ich möchte dich begleiten.
Nicht, daß ich mehr wüßte als du,
nicht, daß ich mehr sein könnte als du.
Ich schreibe, weil ich wie du
ein Mensch bin,
ein Mensch, der seit Jahrzehnten
leidenschaftlich sucht;
einer, der gefunden hat und wieder sucht.
Ein Mensch, der betet;
Für den es trotzdem Fragen gibt
Wie für dich;
Für den die Rätsel des Lebens
Nicht schon gelöst sind;
Ein Mensch, der manchmal
in die Seele des anderen hinein blicken darf
und für den doch jeder
ein Geheimnis bleibt;
Ein Mensch, der Wege weist
und selbst in manchen Dingen
ratlos ist.
Ich möchte dich begleiten.
Ich bin kein Übermensch.
Ich wage nur,
mich dir mitzuteilen.
Ich möchte mit dir
die Spuren Gottes suchen,
mitten im Alltag.
Ich bin mit dir unterwegs.
Ich bin wie du unterwegs!
(Gutl 1997, S. 44.)

» Es war ganz still im Salon, wir sahen alle, wie er aufgestanden war und aussah wie Jesus im Tempel, wir wußten, was jetzt geschehen würde, und wollten es nicht hören, wir sahen uns an, weil sein Anblick fast nicht mehr zu ertragen war. Uns sah er nicht mehr an, nur noch sie, und ich sah etwas, das ich auch bei den anderen, späteren Geschichten sehen würde: Der Erzähler bemerkte etwas in ihr, das ihm unendlich vertraut vorkam, als wäre sie nicht die, die sie war, sondern etwas, das er schon lange kannte, so daß er seine Geschichte nicht jener Fremden erzählte, sondern jemandem, den nur er allein sah. Wir sahen also eigentlich niemanden, der Erzähler hingegen jemanden, der es ihm ermöglichte, die Worte zu finden, die der inneren Wirklichkeit seiner Geschichte so nahe wie möglich kamen. (Nooteboom 1993, S. 132) «

Und irgendwann ein Eingeständnis

» „Liebe ist es nicht – ich meine, du bist mir nicht so wichtig – der Begriff Liebe ist zu groß, zu einzigartig, um dich darin einzuschließen – ich denke eigentlich nicht oft an dich – ich mag dich einfach – du bist eine unglaublich nette Person, nicht mehr und nicht weniger – ein guter Freund."

„WIRKLICH?"

„Ja, weißt du, ich mag dich schon sehr gern – du bist einfach ein besonderer Mensch, aber Liebe ist es nicht – Lieben können ist auch eine Zeitfrage, aber wer spricht schon von Liebe – wir kennen uns ja gar nicht so gut – naja eigentlich kenne ich dich schon, zumindest lerne ich dich so nach und nach kennen, glaube ich zumindest; aber, wie gesagt: Liebe ist es nicht."

„NEIN?"

„Nun, weißt du, ich freue mich über jede Aufmerksamkeit, die du mir schenkst – jeder Blick, jedes Wort, jede Berührung deinerseits lassen mich lächeln und etwas spüren – keine Liebe – du machst mich mit deiner Anwesenheit glücklich – bist ein Teil meines Lebens geworden – ein wichtiger – alle meine Gedanken kreisen nur mehr um dich – deine Bilder und die mit ihnen verbundenen Erinnerungen in meinem Kopf machen es mir schwer, klar zu denken – deine Existenz raubt mir alle Energie – jeder Tag ohne dich, ist ein verlorener."

„UND?"

„Ja, weißt du, ich glaube, es ist Zeit, mir selbst einzugestehen, dass ich dich liebe! Unendlich!" (Specht 1999) «

Andrea oder die Frage nach der Wirklichkeit

» Andrea war gerade Ende Dreißig, als sie von ihrer Tumorerkrankung erfuhr. Nichts hatte in den vergangenen Monaten und Jahren darauf hingedeutet, dass mit ihrem Körper etwas nicht in Ordnung sei. Dann, eines Tages im Sommer geschah es: Andrea stand in der Küche ihrer Wohnung und wollte gerade den Tisch decken, als sie von einem plötzlichen Schmerz im Kopf geradezu überfallen wurde. Sie brach zusammen, wurde bewusstlos und wachte erst viele Stunden später auf der Intensivstation des Krankenhauses auf... . Für Andrea und ihre Familie – ihren Mann und ihre drei Kinder – begann ein schwieriger Weg. Nach einigen Monaten wurde Andrea mit der Tatsache konfrontiert, dass die Behandlungsmöglichkeiten in ihrem Fall äußerst eingeschränkt seien und sich schließlich nur auf Palliativ-Maßnahmen beschränken könnten.

Zu diesem Zeitpunkt übernahm ich die Begleitung von Andrea und ihrer Familie. Der Gesundheitszustand der jungen Frau hatte sich in den letzten Monaten rapide verschlechtert. Konnte sie zunächst noch zu Hause leben und auch die wichtigsten Dinge für sich und ihre Familie selbst erledigen, war sie schon bald auf den Rollstuhl angewiesen. Eine Halbseitenlähmung machte sie zusätzlich immer mehr von der Hilfe anderer Menschen abhängig. Schließlich forderte ihr Gesundheitszustand einen stationären Klinikaufenthalt.

Zwei Dinge blieben Andrea in den Wochen bis zu ihrem Tod besonders wichtig: Gespräche und die Möglichkeit, „Botschaften" aus der Welt außerhalb des Krankenzimmers zu bekommen. Die Gespräche gaben Andrea die Möglichkeit, sich mit dem fortschreitenden Krankheitsprozess und den rapide zunehmenden Einschränkungen ihrer Körperfunktionen aktiv auseinander zu setzen. Die Gespräche halfen Andrea auch, die bedrohend erlebten Veränderungen ihrer Wahrnehmungen zu ordnen und begreifen zu lernen und sich der Angst zu stellen, die sie oft panikartig überfiel.

So wie jeder neue Tag Andrea neue Veränderungen, neue Einsichten, neue kleine Hoffnungen oder Enttäuschungen brachte, so war es für mich als Begleiterin wichtig, mich bei jedem Besuch auf neue Situationen einzustellen und mich ganz frei von „Voreinstellungen" oder einem „therapeutischen" Programm zu halten. Es war wichtig, mit wachen Sinnen in jede Begegnung mit Andrea zu gehen und jeden Tag aufs Neue Verständnis aufzubringen für diese Frau, die wachen Geistes und sehenden Auges Tag für Tag dem Tod ein Stück näher rückte.

Wenn jeder Tag die Gefahr in sich birgt, wieder „etwas" zu verlieren, „etwas" nicht zu können... und dabei zu wissen, dass dieser Verlust, dieses Nicht-Können endgültig ist, dann kommt es auf jeden Moment an, der noch Lebensqualität in sich birgt! Dann kommt es auf ein hilfreiches Gespräch an, auf eine Berührung, die Anteilnahme signalisiert, auf Blumen, Musik und Bilder, die ein Stück Leben an das Krankenbett bringen

– auch wenn es schmerzt, zu wissen, an dieser Welt nicht mehr teilhaben zu können. Andrea wollte sich mit ihrem Sterben auseinander setzen. Andrea wollte bewusst Abschied nehmen. Sie war eine Frau, die immer sehr intensiv gelebt hat. Genauso intensiv gestaltete sie ihre letzte Lebensstrecke.

Eine Gesprächssequenz zwischen Andrea und mir als Begleiterin soll zum Abschluss einen kleinen Einblick in die Funktion von Gesprächen als Möglichkeit der Lebensbewältigung in schwierigsten Lebenssituationen geben: Ich sprach gerade mit der behandelnden Ärztin, als mich eine Krankenschwester bat, in das Zimmer von Andrea zu kommen. Im angrenzenden Waschraum waren drei Schwestern bemüht, eine völlig verzweifelte Andrea dazu zu bewegen, sich vom Rollstuhl zum Stehen bringen zu lassen. Die Schwestern hatten das bisher an jedem Tag einmal so gemacht, um Andrea zu waschen und ihr bei dieser Gelegenheit die Windeln zu wechseln. Bisher ging das immer gut, bisher... . Andrea machte auf mich einen völlig aufgelösten Eindruck. Die Schwestern gaben sich zwar große Mühe, aber etwas schien heute plötzlich ganz anders, war nicht zu begreifen – weder von Andrea, noch von den Schwestern. Was war geschehen? Andrea schrie immer lauter werdend: „Zuerst muss die Armlehne vom Rollstuhl weg. Die Lehne muss weg, muss weg, weg... ." „Aber die Armlehne ist doch bereits weg, Frau K." „Nein, nein, ich sehe sie doch noch, da." „Nein, glauben sie uns, die Lehne ist weg." So ging der Dialog zwischen Schwestern und Andrea hin und her. Beide Seiten wurden immer lauter und wirkten immer verzweifelter.

In dieser Situation sollte ich nun helfen. Aber wie? Zunächst machte ich mich für Andrea und die anwesenden Schwestern bemerkbar. Ich fragte, ob ich etwas zur Lösung ihres Problems beitragen könnte. Die Schwestern schienen über mein Kommen erleichtert. Andrea wandte sich mir zu: „Gut, dass du da bist. Erkläre mir bitte, wie es das gibt, dass ich etwas sehe, das angeblich nicht da ist?! Da ist diese Armlehne vom Rollstuhl. Ich sehe sie. Und diese Lehne muss weg." „Andrea, die Lehne ist wirklich weg." „Aber das gibt es nicht, ich sehe sie doch" „ Sie war da, die Schwester hat sie weggeklappt und jetzt ist sie weg." „Aber wie ist es möglich, dass ich etwas sehe, das nicht da ist!?" „Das kann schon vorkommen. Du spürst diese Lehne vielleicht noch". „Nein, sie ist noch da. Bitte, glaube doch wenigstens du an das, was ich sage." Andrea beginnt zu weinen. Die Schwestern sind ratlos. Ich spüre, dass diese Situation hier vor dem Waschbecken nicht gelöst werden kann und frage die Schwestern, ob es heute möglich wäre, Andrea im Bett zu waschen. Meinem Vorschlag wird zugestimmt. „Andrea, du kannst jetzt einfach sitzen bleiben, wir schieben den Rollstuhl an dein Bett. Wenn du wieder in deinem Bett liegst, können wir in Ruhe noch einmal über alles reden." „Tja, du wirst sehen, auch das wird nicht gehen, weil die Armlehne noch da ist. Also kann ich auch nicht ins Bett." „Die Schwestern und ich werden es versuchen."

Entschlossen schieben wir Andreas Rollstuhl zurück an ihr Bett und heben die völlig durchgeschwitzte, erschöpfte junge Frau ins Bett. Die Schwestern ziehen sich zurück, sie wollen uns Zeit und Raum für ein klärendes Gespräch geben. Ich frage Andrea, ob ich mich auf ihr Bett setzen kann. Sie nickt mir zu und streckt ihre Hand nach meiner aus. Erschöpft aber doch viel gelöster und entspannter greift sie den Gesprächsfaden wieder auf. „Wie gibt es das, dass Dinge passieren, die andere nicht sehen können, nicht hören, nicht wahrnehmen?" „Schau, da ist einmal deine Krankheit. Durch sie kannst du bestimmte Dinge nicht mehr so gut spüren und wahrnehmen. Manches erlebst und spürst du viel stärker, anderes wieder schwächer. Manche Sinneseindrücke bleiben noch lange vorhanden, klingen gleichsam noch lange nach – auch wenn sie nicht mehr real vorhanden sind." „Und das mit der Armlehne könnte so etwas gewesen sein? Ja, vielleicht ist das so." Es entsteht eine Gesprächspause. Nachdenklich meint Andrea dann: „Aber da ist noch was anderes." „Ja, und dann gibt es Dinge, die man ganz intensiv erlebt, die man spürt und die für einen selbst ganz wichtig und wirklich sind, für einen anderen Menschen aber oft nicht verständlich oder gar nicht vorhanden. Oder?" „Man kann sich nicht immer treffen." „Ja, so könnte man sagen." Wiederum entsteht Stille, in der die Berührung der Hände die Brücke zwischen Andrea und mir bildet. Schließlich wendet sich Andrea mit großem Ernst erneut an mich: „Ich habe eine Bitte." „Ja?" „Bitte glaube du mir, was ich sage – bitte!" „Andrea, ich glaube dir, dass das, was du sagst, für *dich* wirklich ist – auch wenn *ich* es anders erlebe." „Danke!" Andrea drückt meine Hand. Sie lächelt mich an. „Bitte hole jetzt die Schwester. Es wird besser sein, dass sie mich in Zukunft nicht mehr in den Rollstuhl heben. Ich bin ja auch schon viel zu schwer geworden für diese zarten Fauen."

Andrea hat es für diesen Tag geschafft, mit der Unheimlichkeit ihrer Wahrnehmungsverzerrungen umzugehen. Sie hat eine Möglichkeit gefunden, sich gedanklich mit der „Wirklichkeit ihrer Wirklichkeiten" zu beschäftigen. So konnte sie ihre Panik in Grenzen halten und fand einen neuen Zugang zum Pflegepersonal. (Specht-Tomann 1999) «

2.8.3 Sprache als ein Zugang zur Welt: Macht der Worte und Kraft der Symbole

Wünschelrute

Schläft ein Lied in allen Dingen,
Die da träumen fort und fort,
Und die Welt hebt an zu singen,
Triffst du nur das Zauberwort.
(Eichendorff 1977)

Völker der Erde

Völker der Erde
Ihr, die ihr euch mit der Kraft der unbekannten
Gestirne umwickelt wie Garnrollen,
die ihr näht und wieder auftrennt das Genähte,
die ihr in die Sprachverwirrung steigt
wie in die Bienenkörbe,
um im Süßen zu stechen
und gestochen zu werden
Völker der Erde
Zerstöret nicht das Weltall der Worte,
zerschneidet nicht mit den Messern des Hasses
den Laut, der mit dem Atem zugleich geboren wurde.
Völker der Erde,
O daß nicht Einer Tod meine, wenn er Leben sagt –
Und nicht Einer Blut, wenn er Wiege spricht –
Völker der Erde,
lasset die Worte an ihrer Quelle,
denn sie sind es, die die Horizonte
in die wahren Himmel rücken können
und mit ihrer abgewandten Seite
wie eine Maske dahinter die Nacht gähnt
die Sterne gebären helfen.
(Sachs 1969, S. 29)

Das Wort

» ... Alles was Sie wünschen, ja mein Herr, denn es sind die Wörter, die singen, die steigen und fallenVor ihnen werfe ich mich niederIch liebe sie, ich schätze sie, verfolge sie, zerbeiße sie, lasse sie im Mund zergehen... So sehr liebe ich die Wörter... Die unerwarteten... Sie, die man gierig erwartet, belauert, bis sie plötzlich fallen... Geliebte Vokabeln... Sie glänzen wie bunte Steine, hüpfen wie Fische aus Platin, sind Schaum, Stahl, Metall und Tau... Manche Wörter verfolge ich...Sie sind so schön, daß ich sie alle in meinem Gedicht verwenden will Ich fange sie im Flug, wenn sie summen, und halte sie fest, reinige sie, schäle sie, setze mich vor den Teller, fühle sie kristallin, zitternd, aus Ebenholz, pflanzlich, ölig, wie Früchte, wie Algen, wie Achate, wie Oliven Dann lasse ich sie kreisen, bewege sie, schlürfe sie, verschlinge sie, zermalme sie, putze sie heraus, befreie sie ... Lasse sie wie Stalaktiten in meinem Gedicht, wie poliertes Holz, wie Kohle, wie Strandgut, Geschenke der Woge ... Alles ist im Wort ...
(Neruda 1975, S. 70) «

» Unverständlich war mir immer Deine vollständige Empfindungslosigkeit dafür, was für Leid und Schande Du mit Deinen Worten und Urteilen mir zufügen konntest, es war, als hättest Du keine Ahnung von Deiner Macht. Auch ich habe Dich sicher oft mit Worten gekränkt, aber dann wußte ich es immer, es schmerzte mich, aber ich konnte mich nicht beherrschen, das Wort nicht zurückhalten, ich bereute es schon, während ich es sagte. Du aber schlugst mit Deinen Worten ohne weiters los, niemand tat Dir leid, nicht währenddessen, nicht nachher, man war gegen Dich vollständig wehrlos. (Kafka 1973, S. 13) «

Ich fürchte mich so vor der Menschen
Wort,
sie sprechen alles so deutlich aus:
und dieses heißt Hund und jenes heißt
Haus,
und hier ist Beginn und das Ende ist dort.
Mich bangt auch ihr Sinn, ihr Spiel mit
dem Spott,
sie wissen alles, was wird und war;
kein Berg ist ihnen mehr wunderbar;
ihr Garten und Gut grenzt grade an Gott.
Ich will immer warnen und wehren:
bleibt fern.
Die Dinge singen hör ich so gern.
Ihr rührt sie an: sie sind starr und stumm.
Ihr bringt mir alle Dinge um.
(Rilke 1994, o.S.)

Angewandte Kommunikation

In diesem Kapitel geht es darum, die kommunikativen Möglichkeiten aufzuzeigen, die es im Umgang mit Menschen gibt, insbesondere mit Menschen in schwierigen Lebensabschnitten, wie sie etwa eine Krise, eine Krankheit oder veränderte Lebenssituationen darstellen. Krankheit, Alter, der Verlust von Körperfunktionen, aber auch andere Ausnahmesituationen des Lebens machen Menschen besonders sensibel für den zwischenmenschlichen Kontakt. In solchen Situationen oder Lebensphasen wird es für die Betroffenen zunehmend wichtiger:
Wie
- **mit ihnen gesprochen wird.**
- **mit ihnen umgegangen wird.**
- **sie berührt werden.**

Das verlangt von den Begleitern dieser Menschen viel Einfühlungsvermögen, „Gespür" für den richtigen Zeitpunkt und die richtigen Worte und Gesten. Das verlangt auch die Bereitschaft, sich einzulassen, sich der großen Bandbreite menschlichen Miteinanders bewusst zu werden und verschiedene Möglichkeiten der Kommunikation zu entdecken.
Ausgehend von den persönlichen Voraussetzungen, die ein „guter" Kommunikationspartner mitbringen sollte und den ebenso wichtigen Rahmenbedingungen für Gespräche und Kontaktmöglichkeiten, möchten wir anhand konkreter Anwendungsbeispiele aus der Begleitung alter, verwirrter und sterbender Menschen aufzeigen, wie aus einer einfachen Kommunikation, einer einfachen Mitteilung oder Berührung eine heilende oder heilsame Begegnung werden kann.

3.1 Persönliche Voraussetzungen

Motto:
Ich bin ich und so wie ich bin, bin ich ganz in Ordnung. (Satir 2001, S. 24)

Bei den persönlichen Voraussetzungen für eine gelungene Kommunikation, wie sie ein gutes Gespräch darstellt, geht es konkret um:
- Annahme der eigenen Person,
- Wahrnehmung und Sensibilität,
- richtige Körpersprache,
- einfühlsame Stimmlage,
- Echt-Sein,
- Grenzen ziehen,
- Geduld.

Bei einem guten Gespräch geht es darum, einfach mit allen seinen Sinnen anwesend, bei der Sache, beim Gespräch zu sein!

3.1.1 Ich bin ich – und so wie ich bin, bin ich ganz in Ordnung

Dieser Schlüsselsatz der berühmten amerikanischen Psychotherapeutin Satir beinhaltet die wichtigste Grundvoraussetzung: Annehmen der eigenen Person mit allen kleinen und großen Schwächen und Unzulänglichkeiten, Selbstwahrnehmung und Akzeptanz, aber auch kritische Distanz zu sich selbst und eine große Portion Grundvertrauen zu den Mitmenschen und zur Gesellschaft.

3.1.2 Ich kann sehen, hören, fühlen...

Wichtig ist es, dass die gesamte Wahrnehmungspalette – vom Sehen und Hören über das Fühlen – sensibilisiert ist. In jeder Pore des Körpers sollten Begleiter „nachspüren" können. Ebenso wichtig ist es, der eigenen Gedankenwelt Tür und Tor zu öffnen. Diese Sensibilität im Umgang mit Gefühlen ist bildlich mit dem langsam verklingenden, nachwirkenden Ton eines Gongs zu beschreiben: „Langsam und zart klingt es nach ... ."

3.1.3 Ich besitze die Werkzeuge, mit denen ich Nähe herstellen kann

Wer bereit ist, sich einzulassen in die Thematik oder Problematik eines Gesprächs, der muss gleichzeitig auch in der Lage sein, Grenzen zu ziehen, sein persönliches Terrain abzustecken, einzuzäunen. Diese Grenzfindung zwischen dem Du und Ich, zwischen Nähe und Distanz ist nicht immer leicht. Dennoch bedeutet „gute Kommunikation", eine Balance herzustellen zwischen den eigenen psychischen Grundbedürfnissen, den eigenen Vorstellungen und Ideen und der Achtung psychischer Grundbedürfnisse des anderen, seiner Unsicherheit und Andersartigkeit.

3.1.4 Geduld – die Kunst des Wartens

Zu jedem guten Gespräch gehört auch Geduld. Geduld funktioniert nach einem Ausgleichsprinzip: dem Gesprächspartner genügend Zeit *geben* und sich selbst ebenfalls ausreichend Zeit *nehmen*. In einer Zeit der Hektik und Schnelllebigkeit, des raschen Wechsels von einem Ort zum andern und aller Möglichkeiten der Telekommunikation, ist das „Prinzip Geduld" wie eine seltene, vom Aussterben bedrohte Pflanze zu sehen. Die Langsamkeit eines Gedanken oder Wortes, einer Bewegung oder einer Jahreszeit wahrzunehmen, das vermögen nur wenige Menschen.

Im Verlauf eines Gespräches auf verbale oder nonverbale Antworten warten zu können, sich in Geduld zu üben- das ist eine Tugend! Eine Tugend allerdings, die auch Selbstbeherrschung abverlangt und in dieser am Tempo orientierten Zeit wieder erlernt werden muss.

Friedrich Hölderlin hat schon erkannt, dass *„die Ungeduld, womit man seinem Ziele zueilt, die Klippe ist, woran gerade oft die besten Menschen scheitern."* Dies gilt auch für die Gesprächssituation. Oft ist es die Ungeduld eines oder beider Gesprächspartner, die zum Scheitern von Gesprächen führt.

In der Begleitung Schwerstkranker und Sterbender hört man oft Sätze wie: „Wozu habe ich mich immer so hetzen lassen?“ „Was ist schon dabei, wenn mir der Bus vor der Nase davon fährt.“ „Erst jetzt nehme ich mir Zeit für mich, für intensive Gespräche, erst jetzt kann ich mein Leben genießen.“ „Warum habe ich nicht schon längst gelernt, mit mir und den anderen geduldiger zu sein?“ Diese Aussagen ließen sich beliebig fortsetzen.

Es wäre gut, sich „zur rechten Zeit“ und nicht erst in Krisensituationen oder gar am Ende des Lebens der Tugend „Geduld“ bewusst zu werden und sich in ihr zu üben. Dies würde ein Stück Lebensqualität mit sich bringen und gute Voraussetzungen für echte Begegnungen und berührende Gespräche schaffen.

» „Bist du geduldig in einem Augenblick des Zornes, so wirst du dir hundert Tage Kummer ersparen.“ (Chinesische Weisheit) «

3.2 Hilfen für ein gutes Gespräch

Motto:
Kommunikation gleicht einer Filmkamera mit Ton. Sie arbeitet nur in der Gegenwart, ganz hier und jetzt, zwischen dir und mir. (Satir 1975, S. 51)

Gespräche – ob über banale Alltagsangelegenheiten oder solche mit Sachbotschaften, ob geschäftlicher Natur oder Informationsgespräch – wenn man sie auf Satirs Bild mit der Filmkamera reduziert, so ist man auf jeden Fall in jeder Gesprächssequenz absolut „live“, mit seiner ganzen Persönlichkeit „am Bildschirm“. Nonverbale Äußerungen, wie z. B. ablehnender Gesichtsausdruck, lassen sich ebenso wenig aus der Live-Aufzeichnung herauslöschen wie missbilligende Körperhaltungen, Desinteresse am Gesprächsinhalt oder Unsicherheit. Auch das Tempo der Aufnahme kann man sehr oft nicht beeinflussen; manchmal wünscht man sich wie in Zeitlupe eine Langsamkeit und fühlt sich dennoch sehr oft von Gesprächen einfach überrollt, von der Geschwindigkeit „erschlagen“.

Was macht nun ein gutes Gespräch aus? Wie entsteht überhaupt ein gutes Gespräch und in wessen Hand liegt es, den Gesprächsverlauf für beide Partner „ansprechend“ und positiv zu gestalten? Natürlich spielen der Inhalt eines Gesprächs, die Art und Weise, wie es zu Stande kommt und die daran beteiligten Personen eine wesentliche Rolle. Nicht alle Faktoren sind in Richtung „gute Gesprächsführung“ beeinflussbar. Im Sinne einer *guten Gesprächskultur* möchten wir jedoch einige Elemente wie Mosaiksteine zusammenstellen, die uns beachtenswert erscheinen.

3.2.1 Bausteine für ein gutes Gespräch

Kontaktaufnahme

Ein schnelles Gespräch zwischen „Tür und Angel“ wird nicht unbedingt ein für beide Seiten gutes Gespräch sein. Daher ist es wichtig, Kontakt aufzunehmen, bevor man ein Gespräch beginnt. Eine einladende Geste oder ein freundlicher Satz können die Atmosphäre wesentlich beeinflussen und klären die Ausgangslage, ob der Gesprächspartner denn überhaupt „frei" ist für ein Gespräch, Zeit und Lust dazu hat.

Haltung gegenüber dem Gesprächspartner

Wertschätzung, Respekt und Akzeptanz sind wesentliche Grundhaltungen für jedes Gespräch. Sich dieser Werte zu besinnen und danach zu handeln, ist nicht immer leicht. Viel zu schnell ist man mit seinen Vorurteilen, ablehnenden Haltungen, Gegenpositionen zur Hand und tut sich schwer, sein Gegenüber so zu akzeptieren, wie sie bzw. er eben ist. Oft fällt es schwer, das Recht auf freie Meinungsäußerung nicht bloß für sich allein in Anspruch zu nehmen.

Blickkontakt

Neben der Sprache des Körpers kommt dem Blickkontakt während eines Gesprächs wesentliche Bedeutung zu. Offener, ehrlicher Augenkontakt ist die beste Basis für ein gutes Gespräch. Diese Geste macht deutlich, dass man mit allen seinen Sinnen beim Gesprächspartner ist, ihn wahr- und annimmt in seiner ganzen Persönlichkeit.

Authentisches Verhalten

Authentisch ist, wer im Gespräch Körperhaltung sowie verbale und nonverbale Elemente in hohe Übereinstimmung, in Einklang zu bringen vermag. Wenn das Gesicht Müdigkeit und Trauer signalisiert, man aber auf die Frage: „Wie geht es dir?" – „Danke – wunderbar!" antwortet, so ist dies kein authentisches Verhalten. Nicht das, *was* man sagt, entscheidet über die Wirkung, sondern *wie* man es sagt. Authentisches Verhalten wird mit Ich-Aussagen verstärkt, da damit signalisiert wird, dass man zum Gesprächspartner, zum Gesagten und allen Gefühlen und Emotionen steht.

Empathie

Sich einfühlen können in den anderen, die Sachlage aus seiner – nicht der eigenen! – Sicht zu sehen und zu verstehen, dieses empathische Grundverhalten ist die Voraussetzung für das Gelingen eines guten Gesprächs. Kongruenz, Empathie, Akzeptanz und Wertschätzung sind jene vier Säulen, auf denen eine gelungene Kommunikation fußt.

Nähe und Distanz

Die körperliche und inhaltliche Entfernung zum Gesprächspartner spielt gleichfalls eine große Rolle. Körperliche Nähe wird beispielsweise bei einfühlsamen Gesprächen mit Trauernden notwendig sein, Distanz bei der Begegnung mit einem noch unbekannten Menschen. Das Nähe-/Distanz- Verhältnis lässt sich nicht so einfach und klar festschreiben. Negativ wirkt jedoch die Art und Weise von Menschen, die sofort alle und alles umarmen, umklammern. Irritierend ist aber auch die Haltung von Gesprächspartnern, die bei sehr persönlichen Gespräche sich räumlich weit entfernen und eine kühle Atmosphäre der Distanz schaffen.

Für das Gelingen eines Gespräches ist es in jedem Fall notwendig, dem Gesprächspartner seine prinzipielle Aufnahmebereitschaft zu signalisieren. Dies geschieht sowohl verbal als auch nonverbal und setzt einen sensiblen Umgang mit dem Thema Nähe/Distanz voraus.

Zeit und Raum

Jedes gute Gespräch braucht seine Zeit. Der Faktor „Zeit" spielt daher eine wesentliche Rolle in allen Belangen der Kommunikation. Es empfiehlt sich, vor jedem Gespräch gemeinsam mit dem Gesprächspartner den Zeitrahmen abzustecken oder das „Zeitbudget" vorzugeben. Damit kann man den oftmals frustrierenden Erlebnissen bei Beendigung eines Gesprächs vorbeugen, die eine Person mit dem Gefühl von „nicht genügend Zeit zur Aussprache gehabt zu haben", zurücklassen.

Manche Gespräche brauchen sehr viel Zeit. Dies ist abhängig von den Personen und ihren Möglichkeiten, die angesprochenen Inhalte anzusprechen oder aufzunehmen. Es ist aber auch von der Situation mitbestimmt, in der ein Gespräch stattfindet. Es geht also nicht immer um eine „äußere" Zeit, sondern vielmehr um die „innere" Zeit der Gesprächspartner. Es kann vorkommen, dass Gespräche einer Wiederholung bedürfen, auch wenn es um denselben Inhalt geht.

Wesentlich für ein gutes Gespräch sind auch gute räumliche Voraussetzungen, wie eine entspannte Atmosphäre in einem für sich geschlossenen Raum oder bequeme Stühle und Sitzgelegenheiten.

Platz für Fragen

In jedem Gespräch sollte genügend Platz für Fragen sein. Es geht nicht um Neugierde oder Aushorchen, sondern vielmehr um das Erfassen aller Aspekte und Signale auf einem breiten Kommunikationsfeld. Fragen bringen oft die benötigten Informationen, um ein gutes Gespräch führen zu können. Sie erweitern aber auch den Bewusstseinshorizont des Gesprächspartners und bieten die Möglichkeit zur umfassenden Darstellung seines Anliegens. Fragen sind eine gute Möglichkeit, einen ins Stocken geratenen Redefluss wieder zum Fließen zu bringen, sollten jedoch immer sparsam und behutsam gestellt werden.

Akzeptanz anderer Meinungen

Nicht immer ist es leicht, die Meinung des anderen voll und ganz zu akzeptieren und sie als einen Teil dieses Menschen wertzuschätzen. Die Akzeptanz anderer Meinungen ist jedoch die notwendige Basis im kommunikativen Umgang mit anderen Menschen.

Positiver Umgang mit negativen Reaktionen

Einwände und Ablehnung sollen im Sinne einer guten Gesprächskultur nicht gegen einen selbst persönlich gerichtet erlebt werden, sondern vielmehr als Chance und Herausforderung, etwas Neues zu sehen, etwas anderem auf die Spur zu kommen. Wer nur starr hinter seinen eigenen Glaubensbildern, Vorstellungen und Ideen hinterherläuft, der wird keinen Zugang zu Unentdecktem und Neuem finden.

Zu einem guten und für den Partner oftmals hilfreichen Gespräch gehört auch, dem Anderen die Möglichkeit einzuräumen, auch sog. negative Gefühle zum Ausdruck zu bringen – etwa Wut, Zorn, Trauer, Ärger, Hass, Enttäuschung.

Schweigen lernen

In jeder Kommunikation kommt dem „Aushalten" von Schweigen und Stille eine große Bedeutung zu. Pausen in der Gesprächsführung sind oft notwendige Standortbestimmungen, Möglichkeiten, sich zu sammeln oder wieder den berühmten roten Faden und damit „zur Sache" zu finden. Schweigen und Stille wird leider zu Unrecht noch immer als Versagen oder peinliche Situation erlebt.

Aktives Zuhören

Das „aktive Zuhören" ist das *Herzstück* einer guten Kommunikation, eines guten Gespräches. Aktives Zuhören kann geübt und erlernt werden! Für viele Menschen ist dies allerdings ein schwieriges Unterfangen. Es ist oft viel leichter, selbst zu reden, seine Sorgen und Probleme offen auf den Tisch zu legen als den Partner im Mittelpunkt des Gesprächsgeschehens zu akzeptieren: Zuhören können, auch wenn Patentrezepte und Antworten schon auf den Lippen brennen; Wertschätzung entgegenzubringen und einfühlsames Verstehen, statt voreiliger Schlussfolgerungen!

Aktives Zuhören bedeutet für den Gesprächspartner, seine Geschichte in Ruhe und Gelassenheit zu Ende zu bringen. Für einen selbst hingegen bedeutet es „nur", den sachlichen Inhalt seiner Aussagen zu wiederholen, um sicher zu gehen, alles auch wirklich verstanden zu haben und die wahrgenommenen Gefühle in Worte zu kleiden. Aktives Zuhören stützt sich auf die Fähigkeit, herauszuhören, was der Gesprächspartner sagen möchte und *wie* er es meint. Das Zuhören kann dabei von folgenden inneren Grundfragen getragen werden: „Was vernehme ich an Worten und Sätzen?", „Was meint mein Gesprächspartner?" und „Warum meint er das?". Abschließend sei noch erwähnt, dass es in jedem Gespräch wichtig ist, sich auch darüber klar zu werden, worüber nicht gesprochen wird bzw. nicht gesprochen werden kann (▫ Abbildung 3.1).

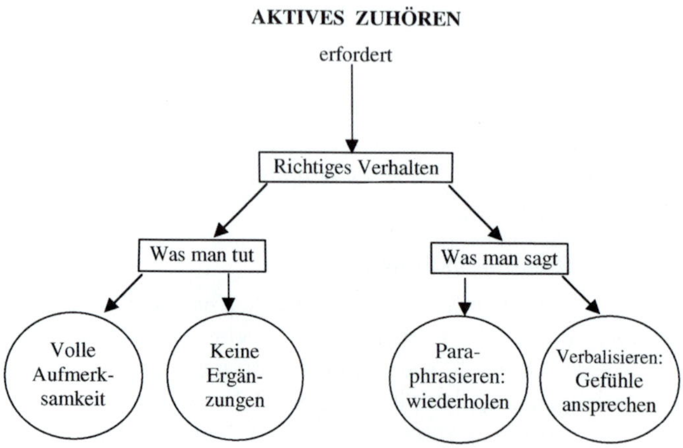

▫ Abb. 3.1 Aktives Zuhören

Zahlreiche Komponenten tragen also dazu bei, dass ein Gespräch ein *gutes* Gespräch wird. Gute Gespräche können heilsam sein, können Angst abbauen und dazu beitragen, dass Menschen sich verstanden und angenommen fühlen.

Ein gutes Gespräch kann ein Geschenk sein, kann wie ein rettender Strohalm wirken, kann neue Perspektiven eröffnen und Ordnung in chaotische Seelenzustände bringen.

3.2.2 Überprüfung der eigenen Haltung

Das Wissen um die Bedeutung der oben angeführten Elemente allein ist jedoch für die konkrete Gesprächspraxis und vor allem für schwierige Gesprächssequenzen (etwa in der Beratung oder Begleitung) meistens zu wenig. Nur das Einüben und die bewusste Auseinandersetzung mit den eigenen Gesprächsstärken und Gesprächsschwächen führt zu – für beide Partner – befriedigenden Gesprächen (Abbildung 3.2–3.4).

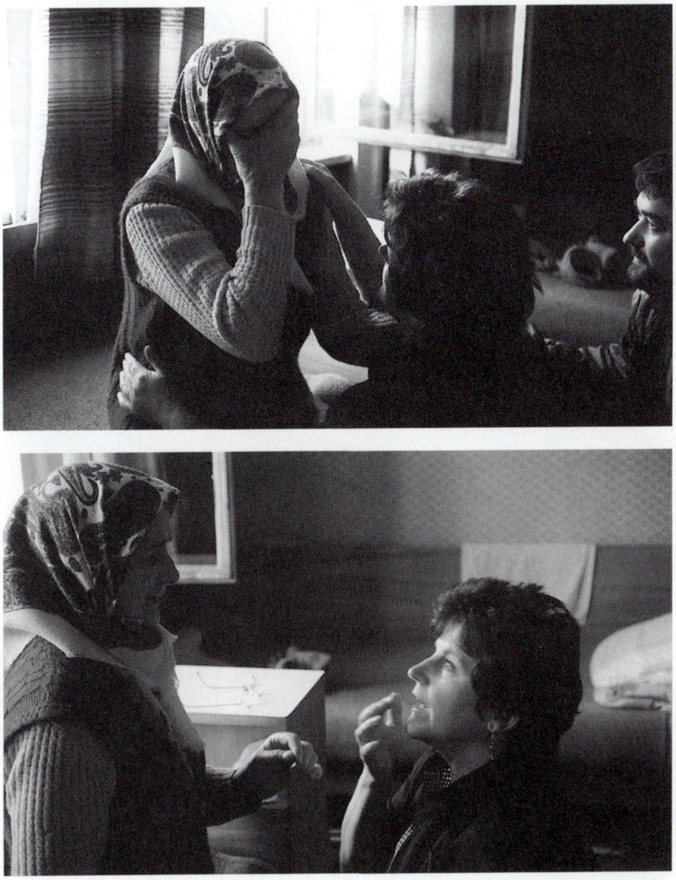

a

b

Abb. 3.2a,b Ich glaube, das größte Geschenk, das ich von jemandem bekommen kann, ist, dass er mich sieht, mir zuhört, mich versteht und mich berührt (Satir 2001)

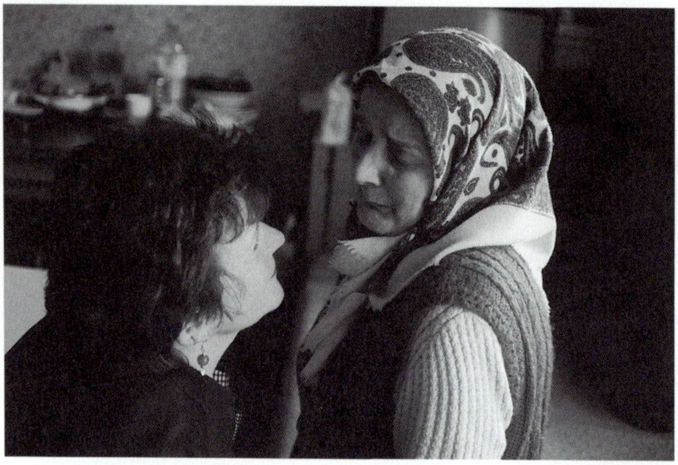

Abb. 3.3 Das größte Geschenk, das ich einem anderen Menschen machen kann, ist, ihn zu sehen, ihm zuzuhören, ihm zu verstehen und ihn zu berühren (Satir 2001)

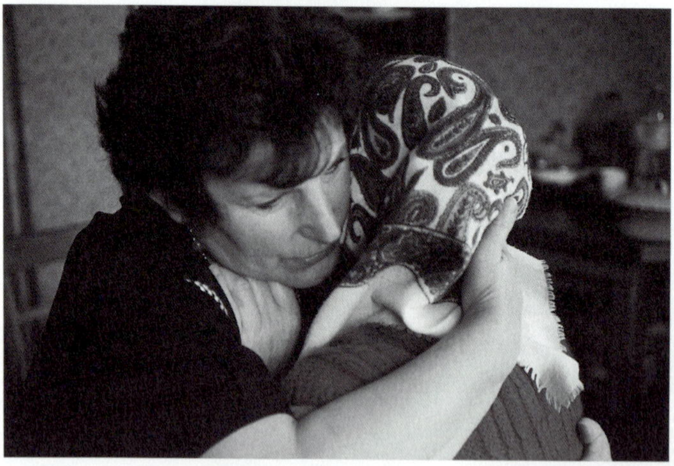

Abb. 3.4 Wenn das gelingt, habe ich das Gefühl, dass wir uns wirklich begegnet sind (Satir 2001)

Einige Fragen zur Überprüfung der eigenen Haltung gegenüber den Kernstücken eines „guten" Gespräches werden im Folgenden als Hilfestellung angeboten.

Fragen, die sich jeder zur Überprüfung seiner eigenen Gesprächshaltung stellen kann, werden im Folgenden aufgezeigt.

Hören und Zuhören sind wichtiger als die Fähigkeit, sich gut ausdrücken zu können

- Habe ich zu viel geredet und dadurch das Gespräch dominiert?
- Habe ich zu viele Fragen gestellt – vor allem die oft angstauslösenden sechs W-Fragen (wer, was, wo, wann, wie, warum)?
- Habe ich gut zugehört?
- Habe ich meinem Gesprächspartner das Gefühl vermitteln können, ihn so, wie er ist, zu akzeptieren?
- Habe ich darauf geachtet, was hinter den Worten steckt?
- Habe ich die sachliche Ebene von der gefühlsmäßigen trennen können?

Ein Gespräch braucht Zeit

- Habe ich meine zeitlichen Möglichkeiten deklariert?
- Habe ich hastig, schnell – vorschnell – gesprochen?
- Habe ich Pausen abgebrochen? Warum? Wodurch?
- Habe ich auf die Situation des Gesprächspartners und „seine" Zeit Rücksicht genommen?
- Bin ich prinzipiell bereit, meinem Gesprächspartner die Zeit zu lassen, die er zur Bearbeitung und Verarbeitung des Gesprächsinhaltes braucht?
- Kann ich mir selbst Zeit nehmen, mich auf wichtige Gespräche vorzubereiten und einzustimmen?

Der Gesprächspartner im Mittelpunkt des Gespräches

- Ist es mir gelungen, meine Aufnahmebereitschaft deutlich zu machen?
- Was fällt mir schwer?
- Habe ich meinem Gesprächspartner ermöglicht, seine negativen Gefühle auszudrücken?
- Ist es mir gelungen, nonverbale Botschaften wahrzunehmen?
- Habe ich voreilig Gefühle, Worte, Gesten etc. interpretiert?
- Habe ich moralisierend reagiert? Was macht es mir schwer, „Anderssein" zu akzeptieren?
- Ist es mir gelungen, meinen Gesprächspartner dorthin zu begleiten, wohin er möchte?
- War ich zu bestimmend? Woran habe ich das bemerkt?

3.3 Berührende Gespräche

Im herkömmlichen Sinn wird unter einem Gespräch der Austausch von gesprochenen Worten verstanden. Gespräche können eher nüchtern ablaufen oder persönlich berühren. Gespräche können an der Oberfläche bleiben oder mitten ins Herz treffen. Gespräche können Gefühls- und Körperreaktionen auslösen. Neben diesen gesprochenen Gesprächen gibt es eine ganze Bandbreite nonverbaler Elemente, die die Gespräche unterstützen, begleiten, untermauern, relativieren oder gar ad absurdum führen. Die bunte, lebendige Gestensprache der Südländer ist allen ein Begriff! Sie kann aus einem noch so langweiligen Informationsgespräch ein Feuerwerk an Witz, Scharm und Humor entstehen lassen. Daneben gibt es aber auch die Situation, in der jemand einen spannenden und lustigen Bericht wiederzugeben hätte, bei dem aber durch die erstarrte Körperhaltung das Gespräch selbst gleichsam einfriert. Auch in Situationen, in denen man der Sprache nicht so kundig ist, kann man auf die Gebärdensprache zurückgreifen. Oft ist eine Verständigung zwischen Menschen unterschiedlicher Sprachen auf Grund der kollektiv angelegten Gesten möglich.

3.3.1 Nonverbale Gesprächsformen

Es gibt auch noch andere nonverbale Gesprächsformen als die rein unterstützenden (vgl. 2.6.1 und 2.6.2). Da gibt es das *Gespräch der Augen,* durch das eine ganze Palette an Gefühlen zwischen Menschen hin und her schwingen kann. „Sprechende Augen" können Zuneigung, Verehrung, Hass, Wut, Zorn, Drohung ausdrücken. Sie können schmeicheln und locken, sie können verurteilen und missachten.

Auch die *Körperhaltung* eines Menschen spricht ihre eigene Sprache. Bestimmte Körperhaltungen vermitteln Wohlwollen und Geborgenheit, andere wiederum Verbot, Distanz oder kühle Reserviertheit. Das Ausmaß an Einklang der Körperbewegungen zweier Gesprächspartner kann als Maßstab für Harmonie und „Seelengleichklang" gelten.

Sprechende Hände wiederum vermögen nur schwer verbal zu beschreibende Gegenstände oder Formen deutlich zu machen. Eine Wendeltreppe mit Worten zu beschreiben, wird fast allen Menschen schwer fallen. Hingegen gelingt es durch eine Bewegung der Hände rasch und leicht, dieses „verdrehte" Bauwerk in die Luft zu zeichnen. Sprechende Hände können ganze Formenlandschaften entwerfen, können kaum beschreib- oder benennbare Gemälde hervorzaubern, die direkt die Vorstellungswelt treffen ohne den Umweg über die Sprache zu nehmen.

Darüber hinaus haben sich *Zeichen- und Gebärdensprachen* entwickelt, die einzelne Gesten ganz bestimmten Buchstaben und Buchstabenkombinationen oder Begriffen zuordnen. Bekannt geworden ist die Zeichensprache der Indianer, die es den zahlreichen Stämmen möglich machte, zwischen mehreren 100 Indianersprachen „zu dolmetschen":

» In Nordamerika gab es (...) mehrere hundert gänzlich verschiedene und voneinander völlig unabhängige Sprachen. (...) Da nun nicht immer Dolmetscher zur Verfügung standen, wenn Angehörige verschiedener Sprachgruppen einander begegneten, hatten Indianer eine Zeichensprache („signs language") entwickelt, die in großen Regionen des Landes verstanden und als Kommunikationsmittel benutzt wurde. Indianer verließen sich beim Sprechen der Zeichensprache ganz auf ihre Hände, und es gab auch hier gewisse Variationen der Zeichen von Gegend zu Gegend – gewissermaßen Dialekte der Zeichensprache. (...) Bei Sprechern, die in dieser Sprache Experten waren, war die Unterhaltung gekennzeichnet durch „Schönheit und fließende Anmut"; war im Idealfall „Poesie der Bewegung". Für Weiße mußte die Zeichensprache in der Regel in ähnlicher Weise übersetzt werden wie die verbalen Stammessprachen. (Kaiser 1996, S. 18) «

Ein Beispiel aus westlichen Breiten ist die Taubstummensprache. Hier zeigt sich eindrucksvoll, wie „nonverbale Gespräche" allgemein verständlich eingesetzt werden können. Voraussetzung dafür ist aber immer – hier wie auch bei allen anderen „verbalen" Sprachen , dass Menschen bereit sind, sich in die Sprachwelt anderer hineinzubegeben. Sie müssen bereit sein, Vokabeln zu lernen, in die Strukturen der Sprache einzutauchen und sich langsam jenen Wortschatz anzueignen, der eine Kommunikation, einen echten Austausch möglich macht.

Die Sprache der Berührung

Was hat es nun aber mit der *Sprache der Berührung* auf sich? Sprache ganz allgemein betrachtet ist immer ein Medium, das Verbindungen herstellt, Kontakte knüpft. So ist es auch bei der Sprache der Berührung. Die Berührung – der Kontakt von Haut zu Haut, von Körper zu Körper – ist die erste Sprache, die Menschen lernen. Der kleine Säugling ist von den „sprechenden Händen" seiner Mutter abhängig. Er braucht die Sprache der Berührung, um Erfahrungen über sich und seine Umwelt zu machen.

Bei der Elementarsprache Berührung spielen aktive und passive Elemente eine Rolle. Dem „Ich berühre" steht ein „Ich werde berührt" gegenüber. Die Verbindung zwischen diesen beiden Elementen eröffnet dem Kind seine Welt!

Von der *Qualität des Berührtwerdens* hängt für das Kind und seine seelisch-geistige sowie auch körperliche Entwicklung immens viel ab:

- Wie sich die Hände der Mutter anfühlen, das ist für das Kind wichtig. Sind sie zart, sanft und warm oder hart, rau und kalt? Können sie sich behutsam nähern oder „überfallen" sie das Kind?
- Wie ein Kind auf den Arm genommen wird, lässt Erfahrungen von Geborgenheit oder Unsicherheit zurück.
- Wie ein Kind gewiegt wird, hinterlässt Eindrücke von Hektik oder Ruhe, von Frieden oder drohender Gefahr.

Die Begegnung jedes Menschen mit der Welt läuft also zunächst über die Berührung ab. Wie ein Kind von seiner Mutter berührt wird, ist ganz wesentlich für seine Erfahrungen, seine Eindrücke von der Welt. Auswirkungen dieser frühen Zugänge zur Um- und Mitwelt sind ein Leben lang zu bemerken. Ein in der einschlägigen Literatur oft beschriebenes Phänomen soll anhand eines Beispiels illustriert werden. Es handelt sich dabei um das sog. „Eiszapfen-Syndrom".

Praxis

Julia, ein kleines Mädchen von fünf Monaten, liegt in seinem Bettchen. Sie hat gerade geschlafen und ist aufgewacht. Zunächst schaut sie neugierig um sich, entdeckt die Figuren ihres Mobiles, die sich sanft vor ihren Augen hin und her bewegen. Zufrieden verfolgt sie mit den Augen die Formen und Bewegungen der Figuren. Aber schon bald überkommt sie das Bedürfnis nach Wärme, nach Nähe. Sie sehnt sich nach der Geborgenheit in den Armen der Mutter – auch wenn sie noch nicht in der Lage ist, dieses Bedürfnis zu benennen. Julia macht sich bemerkbar, sie beginnt erst leise zu „raunzen", dann zu weinen. Endlich kommt die Mutter. Zunächst reagiert das Kind auf die ersehnte Zuwendung positiv, Julia hört auf zu weinen und will sich in die Hände der Mutter schmiegen: die „Welt" hat sich ihr zugewandt! Doch da merkt sie, dass diese Hände kalt und „hart" sind. Jede Faser des kindlichen Körpers scheint in Schrecken zu sein. Die „Welt" ist unangenehm! Julia wendet sich von den kalten, „unangenehmen" Händen ab. Sie beginnt erneut zu schreien. Diesmal aber ist es ein verzweifelteres Schreien. Es ist ein Schreien nach Berührung und Nähe in einer für das Kind wohl tuenden Art und Weise: sanft, warm, langsam, beruhigend. Es ist ein Schreien, eine Sehnsucht nach einer angenehmen, schönen „Welt".

Natürlich wird es im Leben jedes Kindes vergleichbare negative Situationen geben. Solange es sich dabei um Einzelereignisse handelt, werden diese den bleibenden Eindruck von „der Welt" nicht bestimmen, dazu würde es einer längeren negativen Lerngeschichte bedürfen.

Die ersten wichtigen Erfahrungen von der Welt macht jeder Mensch über die Berührung. !

Die Verknüpfung elementarer Berührungserfahrungen mit bestimmten Gefühlen ist ein erster Schritt in der *nonverbalen Sprachentwicklung* des Kindes. Erst daran kann sich der sprachliche Ausdruck anknüpfen und entwickeln. Berührtwerden bedeutet umhüllt werden mit Botschaften, für die das Kind zunächst Antworten auf der Berührungsebene sucht und gibt. Später erfindet es dann Laute dazu und ahmt Worte nach. Über die individuelle Ausdruckskraft der Berührungen jener Menschen, die Kinder berühren, kommt eine jeweils ganz spezifische Welt zu den Kindern – eine Welt der Geborgenheit oder der Unsicherheit, der Freude oder der quälenden Sorge, der Zuversicht oder des tief sitzenden Misstrauens.

Mit zunehmendem Alter des Kindes wird die *Hand* für die Berührungserfahrung immer wichtiger. Mit den Händen erobern sich die Kinder tastend, fühlend, greifend, zerlegend ihre Umwelt. Alle visuellen Eindrücke, alles, was das Auge erspäht, kann durch die Hände überprüft, genauer erfahren und schließlich besser „begriffen" werden.

» Und manchmal entdecke ich Neues, ertaste ich Unvorstellbares mit meinen Händen. Wie sich Rille an Rille reiht, mich so merkwürdig an den Fingern kitzelt. Widersprüche enthält dieses Geflecht, die man mit den Augen nicht aufzulösen vermag. Doch fühle ich, taste ich über den Wechsel aus Hoch und Tief, über ungleichmäßig gerillte Flächen. Fühlend erkenne ich dann das Stück aus tausend Einzelwerken – glatt, verbunden mit anderen, in ein ungleichmäßiges Gebilde verwandelt ... (Specht 1999) «

Die Hände des Menschen sind wunderbare „Instrumente", sie sind sensible und ausdrucksstarke Werkzeuge. Allein die Fingerkuppen enthalten eine immense Anzahl an Nervenenden, die unterschiedlichste Eindrücke vermitteln und exakt Oberflächenstrukturen ertasten können. Stärkeunterschiede von Bruchteilen eines Millimeters können ertastet werden! Dazu kommt die enorme Flexibilität der Hände. Sie können auf vielfältige Weise greifen und zugreifen, sie können tasten, halten, klammern, streicheln, stoßen, drehen, schieben und vieles andere mehr. Hände haben eine große Wahrnehmungsfähigkeit und die Fähigkeit, sehr differenzierte Handlungen auszuführen. Auch in Bezug auf die Representanz der einzelnen Körperteile im Gehirn nehmen die Hände einen besonderen Stellenwert ein. Daumen und Zeigefinger beanspruchen beispielsweise das Zehnfache des Hirnrindenanteils als z. B. der Fuß oder der Kopf einschließlich aller Sinnesorgane!

Die Hände sind eines der wichtigsten Instrumente aktiver Kommunikation in aufnehmend-begreifender Hinsicht und ein wichtiges Ausdrucksmittel emotionaler Zustände. !

» Wer sich nicht mit den Händen ausdrücken und mit ihnen den anderen erfahren kann, entbehrt eines der wichtigsten Verständigungsmittel und beschränkt seinen eigenen Gefühlsreichtum. (Molcho 1984, S. 134) «

Die Begegnung mit der Hand eines anderen Menschen ist etwas besonderes! Jede Hand hat ihre eigene Form und Konsistenz, ihren ganz persönlichen Charakter. In jedem Lebensalter gibt es verschiedenste Eindrücke, die der Hand eines Menschen ihre Einmaligkeit verleihen. Die Stürme des Lebens hinterlassen nicht nur in den Gesichtern von Menschen Spuren, sondern „bearbeiten" auch die Hände.

An den Händen kann man Spuren der Arbeit erkennen. Man sieht und spürt, ob es sich um Hände handelt, die ihr Leben lang harte Arbeit getan haben, die hart „zugepackt" haben oder eher mit zarten Materialien beschäftigt waren. Man kann

Arbeiterhände von Bauernhänden unterscheiden, erkennt Musikerhände und die Hände von „Büromenschen". Man sieht junge Hände, offen für Neues, verletzbar und weich. Man sieht Hände, die alt geworden sind, verkrümmt, verfärbt. Immer aber sieht man in und durch die Hände eines Menschen ganze Lebensgeschichten. Menschen zu begleiten heißt auch, sich auf die Lebensgeschichte eines Menschen einzulassen, neugierig zu sein auf seine Geschichte. Eine Möglichkeit, den Zugang zu einem Menschen zu bekommen, wäre, sich die Geschichte seiner Hände erzählen zu lassen: durch Worte, durch Wahrnehmungen, durch Berührungen.

Berührungsqualitäten

Berührung ist nicht gleich Berührung!

- Berührungen können schön sein, entspannend, aufmunternd, aufregend.
- Berührungen können Gefühle transportieren, Erlebnisse unterstreichen, Erfahrungen vermitteln.
- Berührungen können Intimität schaffen und den Eintritt in tiefere seelische Schichten ermöglichen.

Betrachtet man Berührung auch als ein Medium der Therapie, der unterschiedlichsten medizinischen, sozialen und psychologischen Interventionen, dann lässt sich zusammenfassend festhalten:

Berühren heißt immer auch

- den Körper annehmen,
- sich auf Funktionsabläufe einlassen,
- Störungen annehmen und bearbeiten.

Die Berührung spielt in der Begleitung, in der Pflege und Betreuung von Menschen eine große Rolle (◘ Abbildung 3.5–3.9). Allerdings gibt es verschiedene

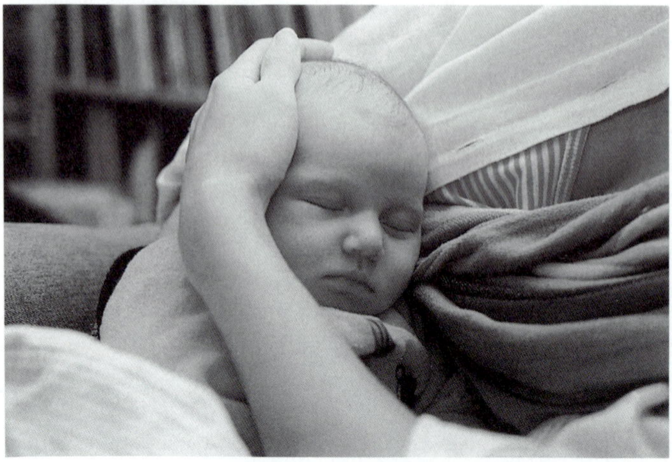

◘ Abb. 3.5 Die Berührung ist die erste Sprache, die Menschen lernen. Der kleine Säugling ist von den sprechenden Händen seiner Mutter abhängig

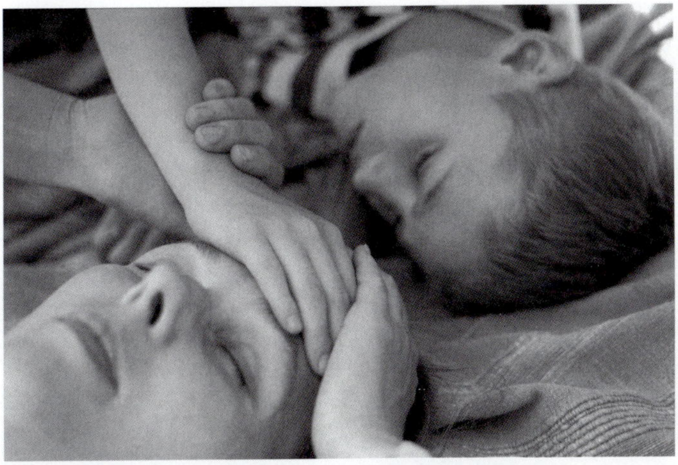

Abb. 3.6 Bein der Elementarsprache Berührung spielen aktive und passive Elemente eine große Rolle. Dem *ich berühre* steht ein *ich werde berührt* gegenüber

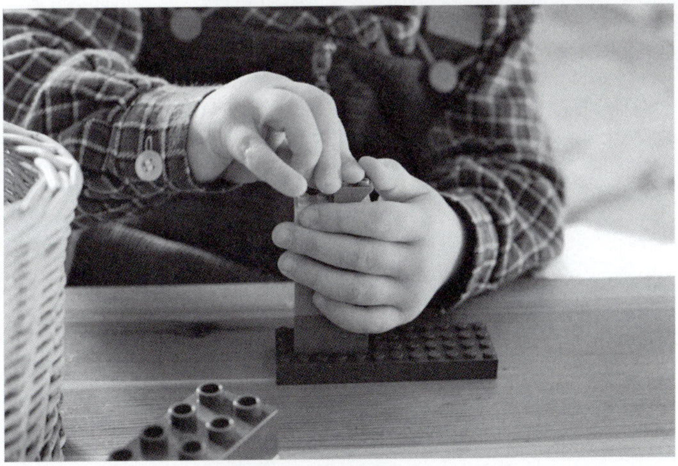

Abb. 3.7 Mit den Händen erobern Kinder tastend, fühlend, greifend, zerlegend ihre Umwelt

Dimensionen, die professionelle Begleiter bedenken sollten – unabhängig davon, ob es sich nun um eine Hebamme handelt, die eine Geburt begleitet, um eine Krankenschwester, die sich einem kranken Kind zuwendet oder um Hospizhelfer, die Sterbende begleiten. In den folgenden Abschnitten werden wir drei Bereiche ansprechen, die rund um das Thema Berührung in seiner Bedeutung als heilsame, unterstützende Kraft zu bedenken sind:

- Bedeutung des personalen Lebensraumes und seiner Grenzen.
- Unterschied zwischen Berufsberührung und Beziehungsberührung.
- Möglichkeiten der Stimulation bei kranken und alten Menschen.

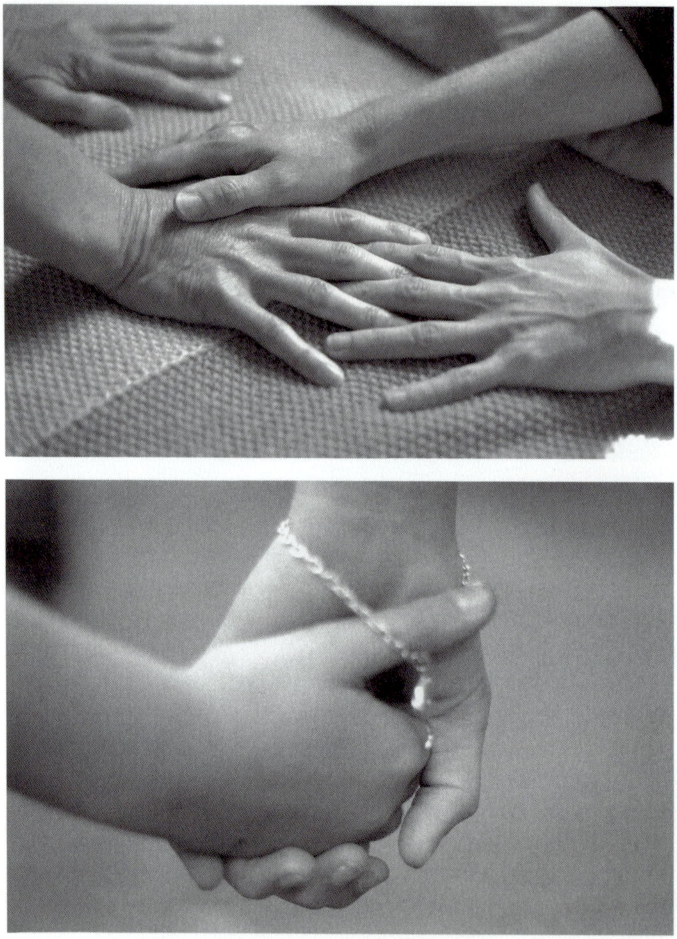

a

b

Abb. 3.8a,b Die Begegnung mit der Hand eines anderen Menschen ist etwas Besonderes!

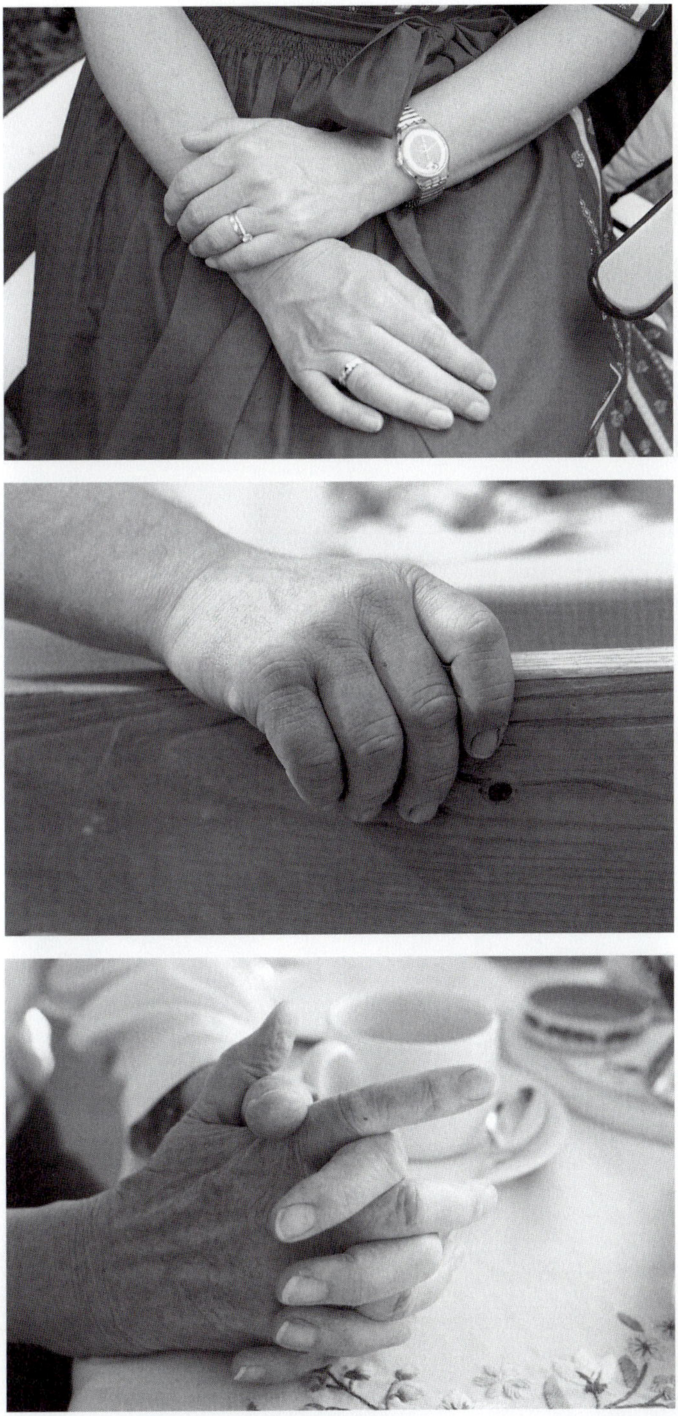

a

b

c

Abb. 3.9a–d Immer aber sieht man in und durch die Hände eines Menschen ganze Lebensgeschichten

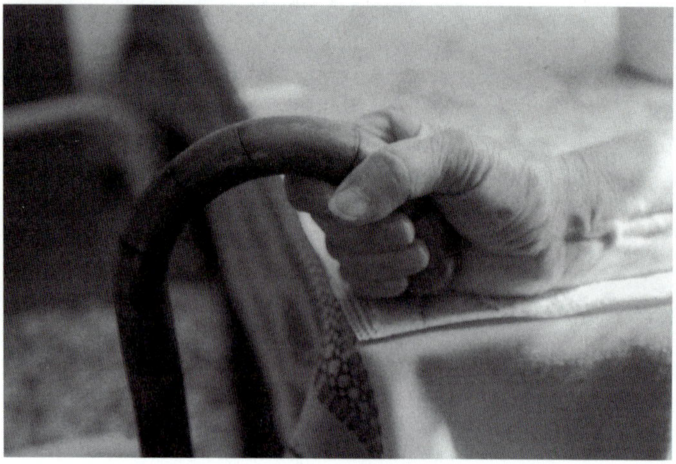

d

3.3.2 Respekt vor Lebensraumgrenzen

Jedes Lebewesen hat ein genetisch festgelegtes Verhalten, das man als Territorialverhalten bezeichnet. Es dient der Sicherung des Überlebens. So hat auch der Mensch Gebiete, die ihm „heilig" sind, die er um jeden Preis verteidigt und auf deren Missachtung er mit Aggression reagiert. Man kann vier von einander getrennte Zonen unterscheiden (◘ Abbildung 3.10).

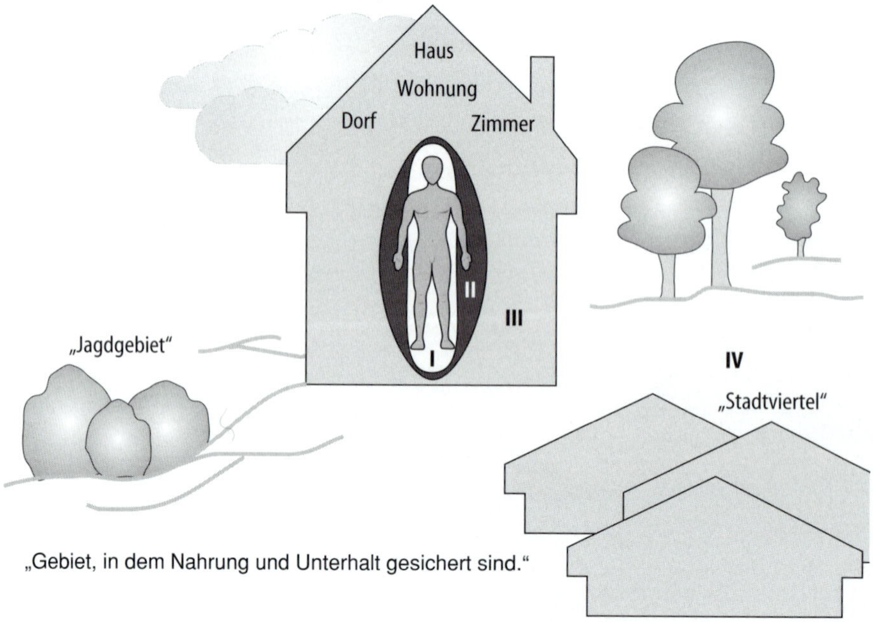

◘ Abb. 3.10 Lebensraumgrenzen

Erste Zone. Dabei handelt es sich um die Zone des eigenen Körpers, der Intimzone.
Zweite Zone. Die zweite Zone dient dem Schutz des eigenen Körpers; ihr Ausmaß entspricht etwa der Armlänge bzw. der Reichweite der Arme. Diese Zone ist zugleich auch die sog. gesellschaftliche Zone, die bei einem Gespräch eingehalten wird.
Dritte Zone. Dabei geht es um den Raum, der für den Schutz der Familie oder Gruppe gebraucht wird – etwa: Wohnung, Zimmer, Haus, Dorf etc.
Vierte Zone. Diese Zone wird als Lebensraum im weitesten Sinne verstanden und dient zur Sicherung von Nahrung und Unterhalt. Dieser Raum kann sehr verschieden definiert werden. Einst handelte es sich um das Jagdgebiet, heute ist es das Stadtviertel, in dem Menschen leben und arbeiten.

Jedem Menschen ist es sehr wichtig, seine territorialen Grenzen zu *deklarieren*, zu schützen und notfalls auch zu verteidigen. Im menschlichen Verhaltensrepertoire gibt es eine Reihe von Signalen, die dem Gegenüber melden sollen, dass er sich im Bereich des persönlich abgesteckten Lebensraums aufhält. Zum einen gibt es sog. Kampfsignale. Damit sind jene Verhaltensweisen gemeint, die ein „Standhalten" signalisieren, ferner die Annahme einer Konfrontation oder der rituelle Drohblick. Auch das Imponiergehabe ist als Zeichen zu werten, auf sich und seine Persönlichkeit in Abgrenzung zu anderen hinzuweisen. Weiter besteht die Möglichkeit, seinen persönlichen Bereich zu markieren. Das geschieht durch persönliche Ausformung des Lebensraumes. Durch Gerüche, Farben und jede Art der Gestaltung, die den Einzelnen oder eine Gruppe zu unverwechselbaren Individuen, zu besonderen Subgruppen einer Gesellschaft macht. Auch hierarchische Signale und Statussymbole können dazu dienen, den eigenen Lebensraum abzusichern und von anderen abzuheben.

Bedeutung der Lebensraumgrenzen in der Begleitung

In der Begleitung von Menschen ist es besonders wichtig, sich der Bedeutung der Lebensraumgrenzen bewusst zu sein.

> **Jede Überschreitung der territorialen Grenze eines Menschen ohne dessen ausdrückliches Einverständnis ist ein grober Verstoß gegen die Würde des Menschen.**

Das gilt auch für jene Maßnahmen, die „zum Wohl des Patienten" geschehen und durchaus „gut gemeint sind". Und das gilt im Prinzip für alle vier Territorialzonen (vgl. ◘ Abbildung 3.10). Dass man bei einem Besuch in der Wohnung eines fremden Menschen zuerst anläutet, auf die Erlaubnis des Eintretens wartet und erst dann den Lebensraum betritt, ist nicht schwer nachzuvollziehen. Es ist eine gesellschaftlich geregelte Form zur Wahrung der privaten Bereiche, ist jedem vertraut und gehört „zum guten Ton". Man wird auch nicht ungefragt und ungebeten jemandem die Haare richten, das Gesicht streicheln, die Schulter klopfen, den Rücken streicheln.

Anders ist das in Situationen, in denen Menschen auf die Hilfe anderer angewiesen sind. Begleitsituationen stellen so einen Sonderfall dar. Das bedeutet jedoch nicht, dass Regeln nicht mehr eingehalten werden müssen. Im Gegenteil!

Eigentlich müssten Begleiter noch viel genauer darauf achten, die Grenzen des Patienten zu respektieren und einen „Übergriff" zumindest ankündigen. Die Situation eines Patienten ist sehr eingeschränkt. Er hat wenig Möglichkeiten, seinen Körper zu schützen, ist vielen Eingriffen in seine erste Territorialzone ungeschützt ausgeliefert – von der Visite angefangen bis zu den unterschiedlichsten pflegerischen Maßnahmen und therapeutischen Handlungen. Nur selten hat er die Möglichkeit, sein „Gebiet" durch persönliche Gegenstände zu markieren. Die Institutionen, die beispielsweise eine Raumgestaltung durch Patienten ermöglichen oder Patienten ermutigen, persönliche Gegenstände in und um das Bett zu platzieren, sind eine Rarität. In aller Regel ist die Situation von Menschen, die beispielsweise im Krankenhaus stationär behandelt werden, für sich genommen schon mit einer Reihe von Verlusten verbunden: Verlust des selbstgewählten Lebensraumes, Verlust der freien Gestaltungsmöglichkeiten, Verlust der Möglichkeiten, Schutzsignale wirksam einzusetzen.

Praxis

Es ist beispielsweise um Erlaubnis zu fragen, ob man:
- **sich ans oder auf das Bett des Patienten setzen darf,**
- **die Bettdecke aufheben darf,**
- **den Patienten berühren darf,**
- **pflegerische oder therapeutische Handlungen ausführen darf,**
- **am Bett etwas verändern darf.**

Dort, wo das nicht möglich ist oder wo es die Dringlichkeit nicht erlaubt, sollte der Patient zumindest informiert werden, was mit ihm und um ihn herum geschieht.

Begleiter müssen wissen, dass jedes Eindringen in den Körper eines Menschen gegen seinen Willen eine territoriale Verletzung darstellt. Jedes Eindringen ohne Erlaubnis wird als grober Übergriff empfunden. Das gilt bereits bei spontanen Verletzungen, um wie viel mehr erst bei chirurgischen Eingriffen, Injektionen, Zwangsernährung, Kathetersetzung, Infusion etc.

Für den Umgang mit Patienten gilt, dass immer um Erlaubnis zu fragen ist, wenn man in „sein Gebiet" eindringt. !

Falls es dem Menschen möglich ist, wird er auf solche Gebietsüberschreitungen abwehrend reagieren – es sei denn, er konnte seine Zustimmung zur gesetzten Maßnahme erteilen.

Theoretisch gibt es *fünf typische Reaktionsweisen*, Abwehr zu signalisieren:
- Aggressivität (nach vorne strebend),
- Flucht (weglaufen),
- Angst (sich verstecken),
- sozial verankertes Verhalten (Hilferuf),
- Resignation (unterwerfen).

Wenn kranke und alte Menschen die Möglichkeit des Weglaufens, des Sich-Entziehens nicht mehr haben, werden andere eingeprägte Verhaltensweisen auf Situationen der Konfrontation wirksam. Aggressives Verhalten aber auch Resignation alter, kranker, behinderter Menschen können so in einem neuen Licht gesehen werden. Ist ein Weglaufen und Verstecken nicht möglich, wird der Körper des Menschen sich zusammenziehen und verkrampfen. „Erstarrte" Patienten sind meist Menschen, denen man jede Möglichkeit genommen hat, ihren Lebensraum zu schützen.

Regeln zur Respektierung der Lebensraumgrenzen

- Territoriale Signale müssen respektiert werden.
- Jedes Eindringen in das Territorium des anderen wirkt als Herausforderung.
- Verluste territorialer Rechte führen zu großen Irritationen.
- Territoriale Gebiete im weiteren Sinn sind z. B. auch die Zeit eines Menschen, sein Wissen u. ä.
- Vor dem Eindringen in das persönliche Gebiet eines Menschen muss um Erlaubnis gefragt werden.
- Wo keine Erlaubnis eingeholt werden kann, muss zumindest informiert werden (◘ Abbildung 3.11).
- Man darf sich den Zutritt zum „Lebensraum Mensch" nicht erzwingen.
- Menschen sollten motiviert werden, „mitzumachen".
- Der Verlust der territorialen Integerheit ist einem Verlust der menschlichen Würde gleichzusetzen.

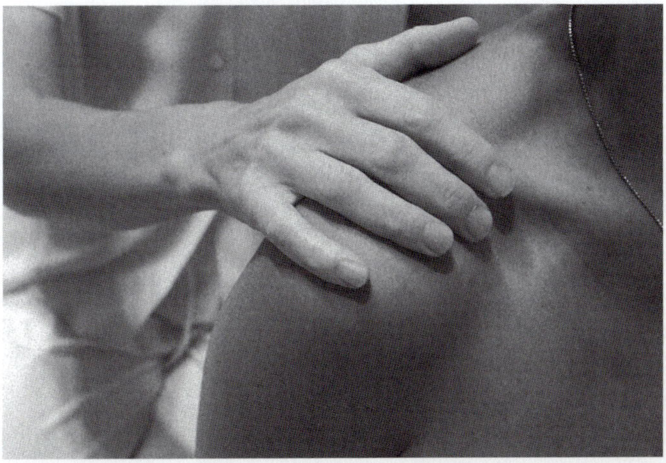

a
Ich berühre deine Schulter...

◘ Abb. 3.11a–d Ich achte deine persönlichen Grenzen und informiere dich, wenn ich dich berühre

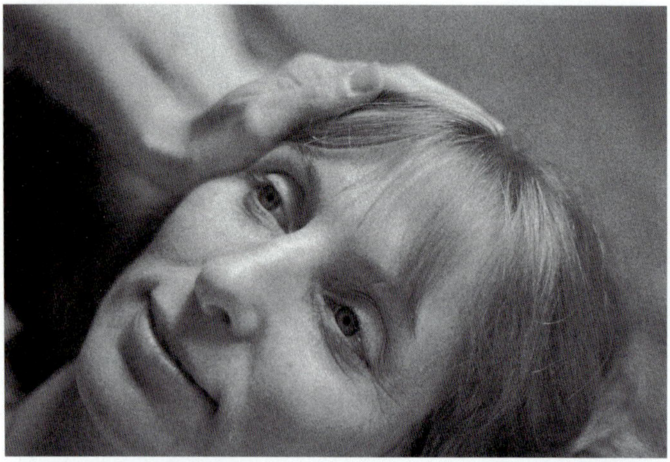

b
Ich berühre deinen Kopf...

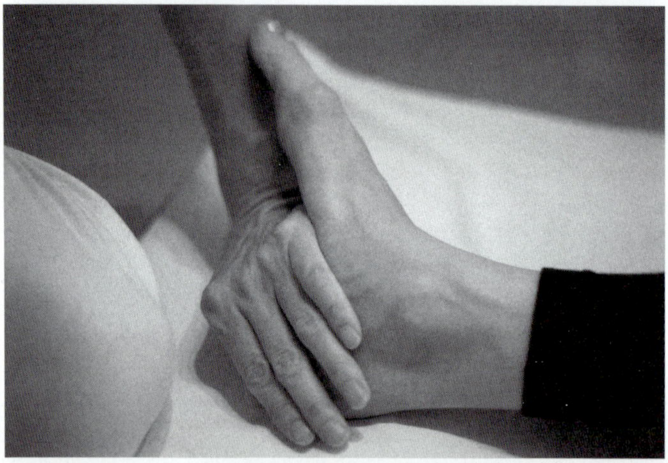

c
Ich berühre deine Füße...

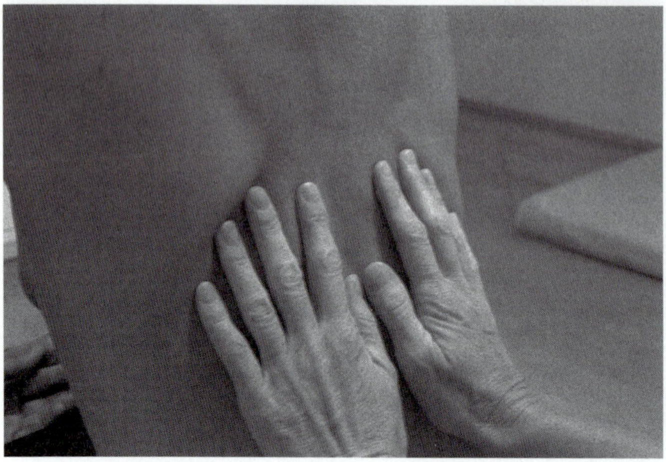

d
Ich berühre deinen Rücken...

3.3.3 Vom Unterschied der Berührungen: Berufsberührung – Beziehungsberührung

Von Anfang an ist die Berührung zwischen zwei Menschen eingebettet in eine bestimmte emotionale und funktionale Struktur. Von dieser Struktur wird es abhängen, wie Berührungen ausgeführt werden, an welchen Körperteilen sie erfolgen und wie sie erlebt werden. Fremde Menschen werden nur dann berührt, wenn man ihnen eine Gefälligkeit erweist oder wenn man ausdrücklich zur Berührung aufgefordert wird.

Viele Berührungen des täglichen Alltages sind sog. Zweckberührungen. Sie dienen einzig und allein der Erfüllung eines bestimmten Zweckes, respektieren in aller Regel die körperlichen Tabus und sind frei von anderen Bedeutungen. Diese Art von Berührungen ist aus vielen beruflichen Situationen bekannt. So kann man auch von *Berufsberührungen* im Gegensatz zu *Beziehungsberührungen* sprechen.

Bei Berufsberührungen steht der Zweck im Vordergrund, bei Beziehungsberührungen die Person.

Nun gibt es im Laufe eines Lebens Situationen, in denen man Menschen Berührungen erlaubt – ja sogar auf diese angewiesen ist , die sonst nur vertrauten Menschen zugestanden werden. Dies gilt bereits für den Frisör, um vieles mehr für Ärzte, Krankenschwestern, Pfleger... .Wenn Menschen krank sind, alt oder sonst elementar auf Hilfe anderer angewiesen, geben sie Körperteile preis, die nur Intimpartner kennen oder gute Freunde. Sie lassen Berührungen zu oder müssen sie zulassen, die im normalen Alltag in ein bestimmtes Ritual eingebettet sind, auf die sie antworten und deren Verlauf sie auch mitbestimmen können. Besonders deutlich wird das, wenn man an das Waschen von Patienten denkt, an das Wickeln, Füttern oder gar an gynäkologische Untersuchungen. Mag es sich zwar um Berufsberührungen handeln, so ist es unvermeidlich, dass auch diese „Berufsberührungen" Reize auslösen!

Umgang mit unerwünschten Berührungen

Wie können sich nun Menschen vor allzu heftigen Reaktionen schützen? Was in der Kindheit als überlebensnotwendiger Mechanismus gelernt und im Laufe des Lebens verfeinert wurde, kann nicht einfach abgestellt werden! Jeder Mensch war so viele Jahre seines Lebens davon abhängig, berührt zu werden und darauf zu reagieren, um sich zu entwickeln, dass es schwer ist, diesen Mechanismus auszublenden. Daraus ergibt sich, dass auch sog. Berufsberührungen zu Vertraulichkeiten zwischen Patient und Betreuer führen, dass Gespräche geführt werden, dass Beziehung entsteht. Wo dies entschieden nicht gewünscht wird, gibt es auf Seiten des Patienten die Möglichkeit, den professionellen Helfer nicht zu beachten:

> » Wir versuchen, nicht zu reagieren und sie zu ignorieren, in dem wir die Berufsberührer als „Unperson" betrachten und die Kontaktnahme als funktionalen Vorgang werten. (Molcho 1984, S. 142) «

Folgende Möglichkeiten gibt es, dem Wunsch nach Distanz zum Ausdruck zu bringen:
- durch einen sachbezogenen Blickkontakt wird die professionelle Rolle angesprochen,
- man lässt alles über sich ergehen,
- man leitet keine persönlichen Gespräche ein.

Professionelle Helfer müssen sich der Problematik ihrer Aufgabe in Bezug auf ihr Berührungspotenzial bewusst sein! Ihre professionelle Aufgabe ist es z. B., den Patienten zu waschen, ihm beim Aufstehen zu helfen – ihn also sehr nahe zu berühren. Zwar handelt es sich um eine klar definierte Aufgabe, bei der Berührung ein Mittel zum Zweck ist. Jedoch kann niemand bei einer Berührung all das ausschließen, was Berührung immer auch ist:
- ein Kontaktangebot,
- ein konkreter Kontakt zu einem anderen Menschen,
- das Übermitteln von Reizen und Eindrücken.

Ersatzfunktion der Berufsberührung

Bisher wurde von der Problematik gesprochen, die in unerwünschten Berührungen zu sehen ist, in Berührungen, die Patienten über sich ergehen lassen. Aber es soll noch ein anderer Punkt beleuchtet werden. Dabei handelt es sich um das oft sehr große *Bedürfnis* alter, kranker und einsamer Menschen, *berührt zu werden.* Dieses Bedürfnis ist oft so groß, dass Berufsberührungen ungezählter Art gesucht werden, um so wenigstens einen Hauch von dem zu bekommen, was menschliche Wärme und Geborgenheit sein kann. Häufig kommt es vor, dass einsame, wenig liebevoll berührte Menschen oft den Frisör aufsuchen, häufiger als notwendig den Arzt konsultieren oder andere Möglichkeiten suchen, Berührungskontakte zu „erkaufen". Berufsberührungen dienen in diesem Fall der Kompensation des Verlangens nach echten Beziehungen, menschlich berührenden Begegnungen.

Konsequenzen für die Begleitung

Für die Begleitsituation ergeben sich aus dem Wissen über die elementare Bedeutung von Berührung verschiedene Konsequenzen:

Differenzierte Wahrnehmung

Wie reagiert der Patient auf Berührungen; versucht der Patient, „Berufsberührungen" als solche zu akzeptieren oder nicht; worin ist ein Signal zu sehen, dass Berufsberührungen „benutzt" werden; wo bestehen eindeutige Kommunikationsangebote?

Überprüfen der eigenen Haltung der Frage gegenüber: „Was will ich mit meiner Berührung?"

Begleitpersonen – also alle professionellen Helfer – müssen sich der elementaren Bedeutung von Berührung bewusst sein, müssen wissen, dass Berührungen mehr als nur einfach „Handlungen am Patienten" sind.

Eine Klärung folgender Frage kann hilfreich sein:

- Will ich nur eine „Berufsberührung" ausüben? (z. B. Waschen, Aufsetzen etc.)
- Will ich die notwendige „Berufsberührung" als Kommunikationsmittel aktiv einsetzen?

Entscheidet man sich dafür, einfach Dinge an und mit anderen Menschen zu tun, die im Moment notwendig sind und will man möglichst *tätigkeitsbezogen* bleiben, sollte dies in folgenden Punkten zum Ausdruck kommen (◘ Abbildung 3.12):

- Art der Berührung,
- Art der Blickkontakte (direkt, lange in die Augen schauen ist zu vermeiden),
- Art der gesamten Körperhaltung,
- Gesprächs- und Kontaktverhalten.

Informationen, Gespräche, Berührungen bleiben in diesem Fall streng auf der Sachebene (z. B.: „Ich werde Ihnen jetzt helfen, sich aufzusetzen" – begleitet von einer sachbezogenen Körperhaltung, statt einfühlsamen Fragen nach der Befindlichkeit verbunden mit einem liebevoll zugewendeten Körperausdruck, einem langen Blickkontakt und engen Körperkontakt).

Ist es der Begleitperson ein Anliegen, Berufsberührungen gleichsam als Einstieg zu einem intensiveren Kontakt zu nützen, ergeben sich viele Möglichkeiten, angefangen von der körperlichen Nähe, von der Körperhaltung, dem Blickkontakt, einem Gespräch bis hin zum Wechsel von Geben und Nehmen, d. h. der korrespondierenden Reaktion, die zu einem menschlichen Miteinander in der Begleitsituation führt, wie sie in der nachfolgenden Geschichte in einer bilderreichen Sprache zum Ausdruck gebracht wird.

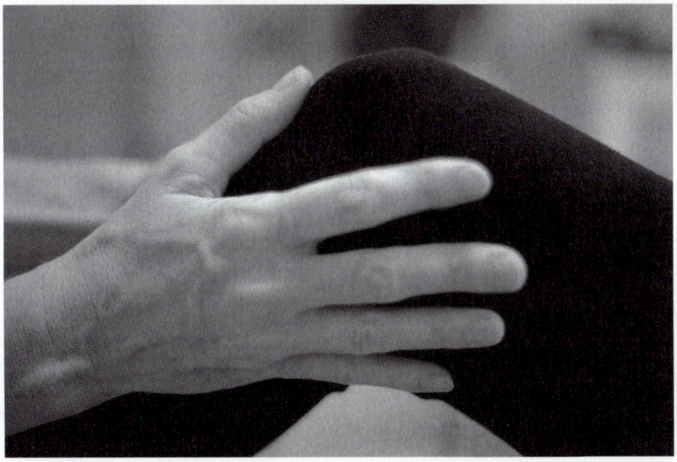

a
Ich werde jetzt mit ihrem Knie arbeiten...

◘ Abb. 3.12a–c Bei Berufsberührungen steht der *Zweck* im Vordergrund – beispielsweise die Mobilisierung einzelner Körperteile. Information, Gespräch, Berührungen bleiben auf der *Sachebene*

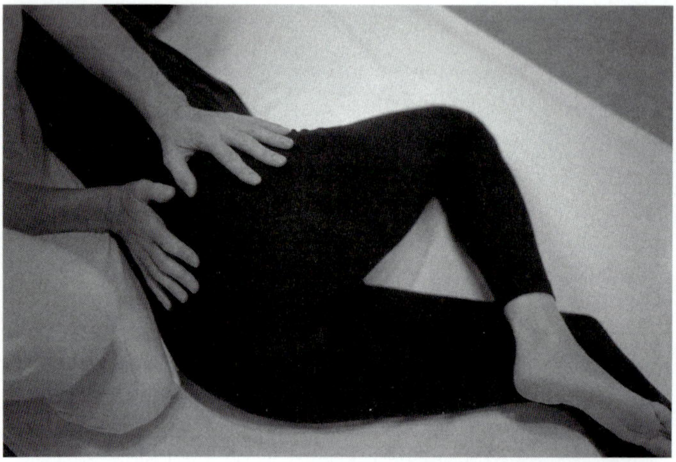

b
Ich werde jetzt mit ihrer Hüfte arbeiten...

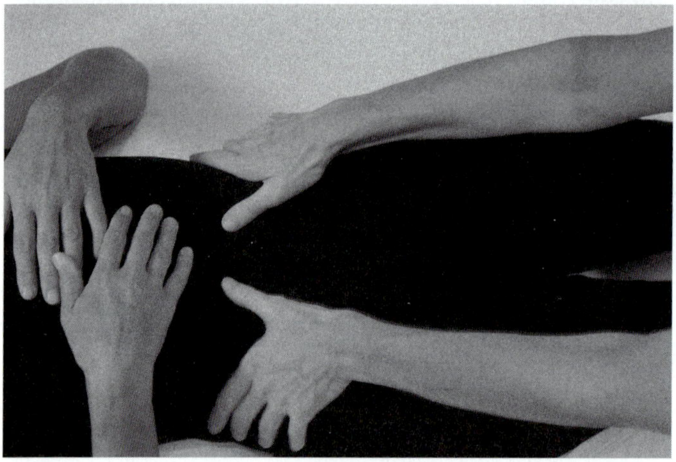

c
Ich werde mich jetzt ihrem Becken und ihrer Wirbelsäule zuwenden...

Reflexion

Der Blinde und der Lahme

Ein Blinder und ein Lahmer wurden von einem Waldbrand überrascht. Die beiden gerieten in Angst. Der Blinde floh gerade aufs Feuer zu. „Flieh nicht dorthin!" rief der Lahme. Der Blinde fragte: „Wohin soll ich mich wenden?" – Der Lahme antwortete: „Ich könnte dir den Weg vorwärts zeigen, soweit du wolltest. Da ich aber lahm bin, so nimm mich auf deine Schultern, damit ich dir angebe, wie du dem Feuer, den Schlangen und Dornen aus dem Weg gehen kannst, und damit ich dich glücklich in die Stadt weisen kann!"

Der Blinde folgte dem Rat des Lahmen, und zusammen gelangten die beiden wohlbehalten in die Stadt. (Geschichte aus Indien)

3.3.4 Berührungsstimulation: Zugang zur Welt

Über die Berührung, über die unterschiedlichsten „Berührungsgespräche", die alle Menschen von klein auf führen, eröffnet sich dem Menschen die Welt. In Lebenssituationen und Lebensphasen, in denen man von der Welt abgeschnitten ist oder sich abgeschnitten fühlt, bietet der taktile Kontakt, das Angreifen und Berührtwerden die Chance, wieder Anschluss an das soziale Geschehen und an die eigenen Perspektiven zu bekommen. Dieses Wissen um die Bedeutung der Berührung findet nach und nach Eingang in Ausbildungs- und Weiterbildungskonzepte für professionelle Helfer. Wir meinen, dass Wissensvermittlung und Ausbildung wichtig sind. Wir meinen aber auch, dass in jedem Menschen ein Schatz von Qualitäten liegt, den man nur entdecken muss. *Jeder* kann streicheln oder die Hand auflegen. *Jeder* weiß, wie es ist, liebevoll in den Arm genommen zu werden. Dieses Wissen ist das Ergebnis zahlreicher Erfahrungen, die jeder selbst gemacht hat. Manchmal ist das Wissen um die wohl tuende Wirkung von Berührungen scheinbar verloren gegangen. Manchmal überlagern negative Erfahrungen die positiven. Dennoch: ein einigermaßen gesunder Mensch trägt eine Fülle von Berührungserfahrungen in sich, auf die er prinzipiell zurückgreifen kann.

Alle sind Experten in Sachen Berührung! !

Berührung kann Schmerzen lindern

Aus dem alltäglichen Umgang mit kleinen Verletzungen kann man viel ableiten für die großen Verletzungen. Man muss beispielsweise nur an eine Situation denken, in der sich ein Kind den Kopf anschlägt. Weinend läuft es zur Mutter und will getröstet werden. Der Schmerz wird gelindert, wenn die Mutter das Kind in die Arme nimmt und die schmerzende Stelle berührt. So mancher blaue Fleck wird durch einen Kuss „weggezaubert"! Gern möchten wir an dieser Stelle den Ausspruch eines Kinderarztes wiedergeben. Er antwortete auf die Frage einer besorgten jungen Mutter, was alles in die Reiseapotheke zu packen wäre: „Vor allem Streicheln, Küsse und zärtliche Worte ..."

Nicht nur die Berührung fremder Menschen lindert Schmerzen, auch die Eigenberührung tut gut. Instinktiv greift man an die Stellen des Körpers, die einen schmerzen, versucht durch Streicheln und Massieren, unangenehme Zustände zu beseitigen. Neben der schmerzlindernden Wirkung können *Eigenberührungen* jedoch noch viele andere Bedeutungen haben, z. B.:

Eigenberührungen können

- Bewegungen begleiten,
- stimulieren,
- Bewegungen unterstützen,
- Bewegungsabläufe strukturieren,
- beruhigen,
- verbale Elemente hervorheben,

- Körperwahrnehmungen vermitteln,
- Körperbildveränderungen annehmen lernen.

Wenn man sich als professioneller Begleiter mit dem Thema Berührung intensiver beschäftigt und das genauer anschaut, was sonst einfach „mitläuft", wird man sehen, wie viele Möglichkeiten einem der gezielte Umgang mit dem Medium Berührung eröffnet. Im Folgenden wollen wir einige Punkte zusammenfassend darstellen, die eng mit der *täglichen Pflege- und Berührungspraxis* verbunden sind.

Berührung in der Pflege und Begleitung

Bei der Begleitung kranker und alter Menschen muss der *Berührung* eine zentrale Bedeutung eingeräumt werden. Für kranke und alte Menschen liegt in der Berührung eine wesentliche Begegnung mit der Welt schlechthin. Sie wirkt tröstend, anregend, beruhigend. Sie gibt Halt, lässt die Körpergrenzen deutlich werden. Sie hilft, Veränderungen wahrzunehmen und leitet Prozesse der Auseinandersetzung mit diesen ein. Sie wirkt stimulierend für Körper, Seele und Geist!

Für Begleiter stellt sich oft die Frage: „Wie berühre ich einen Patienten?" Folgende Dimensionen sollten berücksichtigen werden:

- Wärme bzw. Kälte,
- Rhythmus,
- Berechenbarkeit und Zeit.

Bei der Dimension *Wärme/Kälte* ist an zweierlei zu denken: zum einen an die Temperatur der berührenden Hände, zum anderen an die innere Haltung, mit der man einem Menschen begegnet. Kalte Hände lassen den Patienten ebenso zusammenzucken, wie eine „kalte", abweisende Haltung (vgl. „Eiszapfen-Syndrom", Absch. 3.3). Da man meist von einer gewissen Temperaturdifferenz zwischen Berührenden und Berührten ausgehen muss, ist es wichtig, den Patienten vorzubereiten.

Berechenbarkeit der Vorgänge und die Möglichkeit des Patienten, sich auf Vorgänge einzustellen, gehört ganz wesentlich zu einer einfühlsamen Begleitung.

Ein zu rasches, hektisches Berühren des kranken, alten Menschen steht dem Bedürfnis nach *rhythmischen* Bewegungen, die entfernt an die rhythmischen Schaukelbewegungen frühester Erfahrungen anknüpfen, entgegen. Wiederholte Hektik beim Wickeln, Füttern, Waschen etc. löst negative Reaktionen gegenüber der Pflegeperson aus – dies nicht nur im Säuglings- und Kleinkindalter! Allzu schnelle Bewegungen bringen „Bilder zum Verwischen", schaffen Unsicherheit und bringen den Menschen aus dem Gleichgewicht. Nicht allein das Baby, auch der alternde Mensch reagiert hoch empfindlich auf überschnelle Bewegungen und flüchtige Berührungen.

Berührungen können *punktuell* sein und somit einen statischen Charakter haben (z. B.: Die Hand des Begleiters bleibt an einer Stelle ruhen) oder aber in Fluss sein, *dynamisch* verlaufen (z. B.: Die Hand des Begleiters streicht mehrfach über den Rücken). Die Wirkung der Berührung wird je nach Ablauf verschieden sein. Einige Beispiele mögen dies erläutern:

- Ist der Bewegungsfluss der berührenden Hand langsam, hat das eine beruhigende Wirkung.
- Ein beschleunigter Bewegungsrhythmus kündigt ein Erleben an, bereitet den Patienten auf etwas vor.
- Ruckartige Bewegungen der berührenden Hand erzeugen Stress, Unbehagen.
- Kräftige Berührungen stimulieren, sanfte Berührungen entspannen.

Respekt vor dem Rhythmus des anderen gehört mit zu den Grundbedingungen des Umganges zwischen Menschen. Im Rhythmusausgleich kann eine wichtige Grundform der Kommunikation gesehen werden (vgl. 2.4.1)!

Konkret bedeutet das:
- Ich nehme dich wahr, wie du bist.
- Ich akzeptiere dich, wie du bist.
- Ich bin bereit, deinem Rhythmus entgegenzukommen.

Bei der Begleitung von Menschen ist dem Respekt vor der Person des anderen, vor seinen Grenzen und seinen je individuell verschieden ausgeprägten Bewegungsrhythmen besondere Aufmerksamkeit zu schenken. Bei Berührungsbegegnungen wirkt sich das Einpendeln der Interaktionsmuster beider Partner auf einen gemeinsamen Rhythmus äußerst wohl tuend und stimulierend aus.

Auch die Berechenbarkeit der Bewegungsabläufe ist für einen Menschen wichtig. Das Bedürfnis nach Berechenbarkeit und damit Vorhersagbarkeit von Ereignissen ist von Geburt an sehr groß und bleibt lebenslänglich wichtig. Berechenbarkeit schafft den Nährboden für das Gefühl von Sicherheit in der Welt. Ein bestimmter Rhythmus, eine bestimmte Ordnung sind nicht nur im Tagesablauf wichtig, sondern spielen schon bei einfachen Berührungssequenzen eine wichtige Rolle. Wir möchten nochmals unterstreichen: Nur die Regelmäßigkeit der Abläufe vermittelt das Gefühl der Sicherheit!

Schließlich ist es noch wichtig, dass die Kontaktaufnahme in *rituellen Schritten* erfolgt. Rituale geben zusätzlich Struktur. Zuerst muss der Begleiter sich ein Bild davon machen, ob der Patient überhaupt bereit ist, sich auf eine Berührung einzulassen. Durch Herstellen des Blickkontaktes, Ansprechen und Informieren kann der Patient in die Lage versetzt werden, sich den kommenden Ereignissen zu öffnen. Es muss auch als Ausdruck der Wertschätzung angesehen werden, einen Menschen über die Schritte zu informieren, die man für ihn vorbereitet hat. Schließlich geschieht etwas mit seinem Körper und mit seiner Lebenszeit!

Die Berechenbarkeit der Berührungs- und Bewegungsabläufe ist für das Gefühl von Vertrauen und Geborgenheit wichtig. !

Berührung kann so vieles sein! Berührungen unterschiedlichster Qualitäten geben dem Menschen Möglichkeit, seine Neugierde zu befriedigen. Etwas zu berühren heißt, Erfahrungen sammeln. Diese Erfahrungen können Veränderungen bewirken, können zu einem Wechsel in den Befindlichkeiten und Zuständen führen. In dieser Dynamik liegt die Chance, für sich etwas Neues zu entdecken – gerade auch für deprivierte, einsame, alte, verunsicherte Menschen.

Berührungsstimulation durch Gegenstände

Die *Stimulation* eines Menschen durch Berührung kann nicht nur über einen anderen Menschen erfolgen, sondern kann auch über *Gegenstände* bewirkt werden. Dieser Aspekt ist für die Gestaltung des unmittelbaren Lebensraumes der Patienten zu beachten. Auch die Qualität der Bettwäsche, der Kleidung, der erreichbaren und damit berührbaren Gegenstände am und um das Bett herum halten spezielle Reizangebote bereit. Es ist ein großer Unterschied, ob man Holz oder Metall angreift, ob man auf einem Gummieinzug liegt oder auf einer Lammfelleinlage. Es macht etwas aus, ob das Wasser, mit dem man gewaschen wird, kalt und geruchlos ist oder angenehm warm und wohlriechend.

Patienten sind meist in einer deprivierten, verarmten Umwelt. Mit einfachen Reiz- und Berührungsangeboten können Begleiter versuchen, die große Kluft zwischen einem intensiven „Berührungsleben" anderer Lebensphasen und der momentanen eingeschränkten Situation zu verkleinern. Wenn der Patient keine Bäume und Blätter mehr berühren kann, kann man Rindenstücke und Blätter mitbringen. Man kann schön geformte Steine als „Handschmeichler" anbieten und den Körper des Patienten mit unterschiedlichsten Materialien berühren. Dadurch wird die Differenzierungsfähigkeit der Haut angeregt, der ganze Körper wird erfrischt, belebt, lebendig.

Die Welt der Berührungen war für jeden Menschen von Geburt an eine außerordentlich vielfältige und bunte. Es ist eine große Herausforderung an professionelle Helfer, diese Vielfältigkeit und Buntheit Menschen zu erhalten oder wiedergewinnen zu helfen, die sich in einer schwierigen Lebenssituation befinden oder bereits verlernt haben, an der Welt der Berührungen teil zu haben (▫ Abbildung 3.13–3.16)

Begleiter sind aufgerufen, in der Betreuung ihrer Patienten ihre ganze Fantasie und Kreativität zu entfalten!

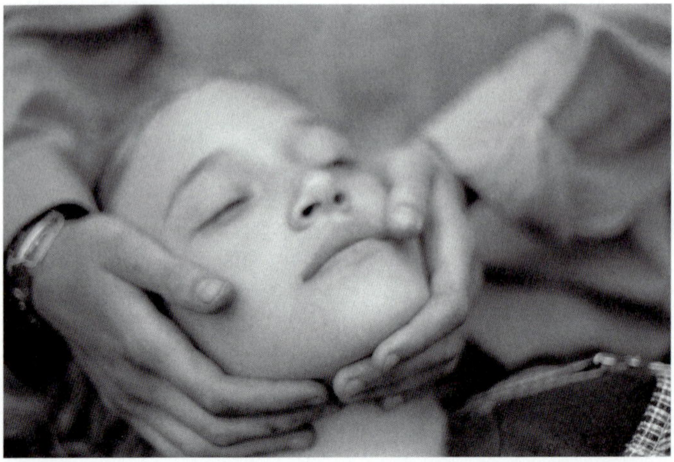

▫ Abb. 3.13 Jeder kann streicheln oder die Hand auflegen... Alle sind Experten in Sachen Berührung!

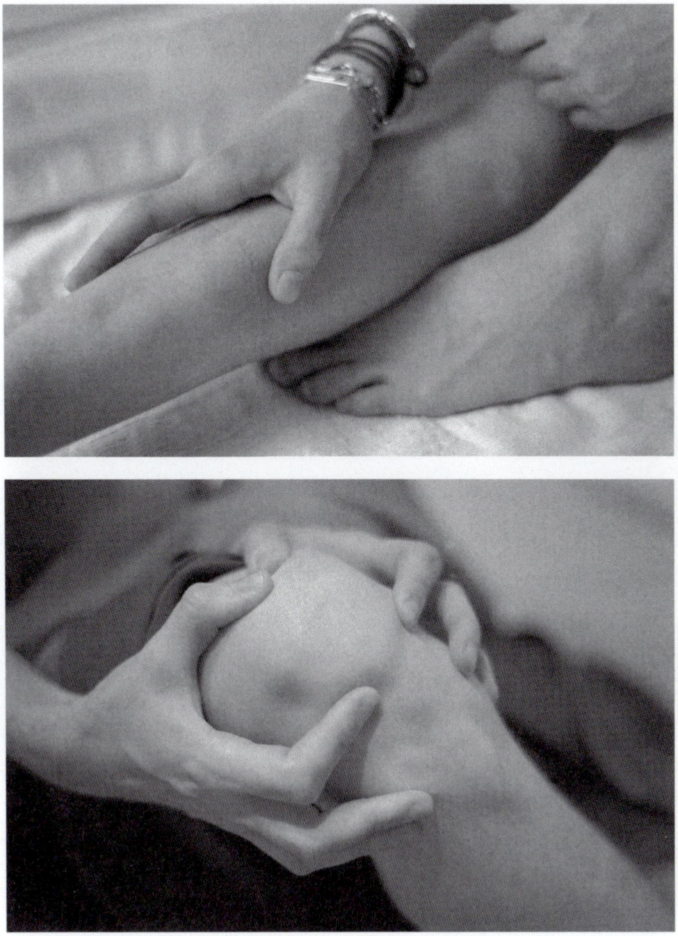

a

b

Abb. 3.14a–d Nicht nur die Berührung fremder Menschen lindert Schmerzen, auch die Eigenberührung tut gut. Instinktiv greift man an jene Stellen des Körpers, die einen schmerzen

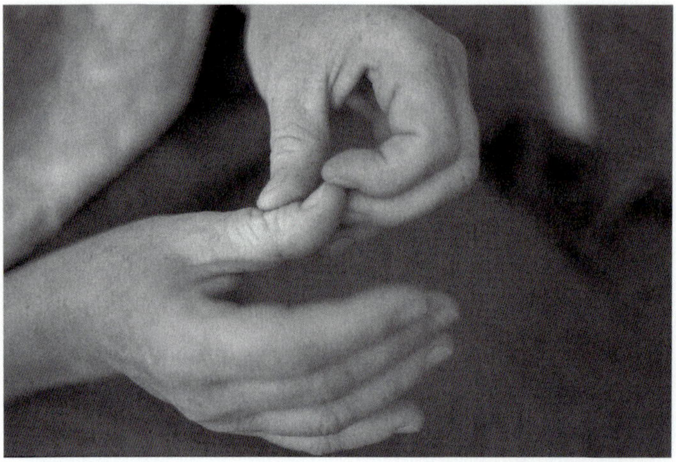

c

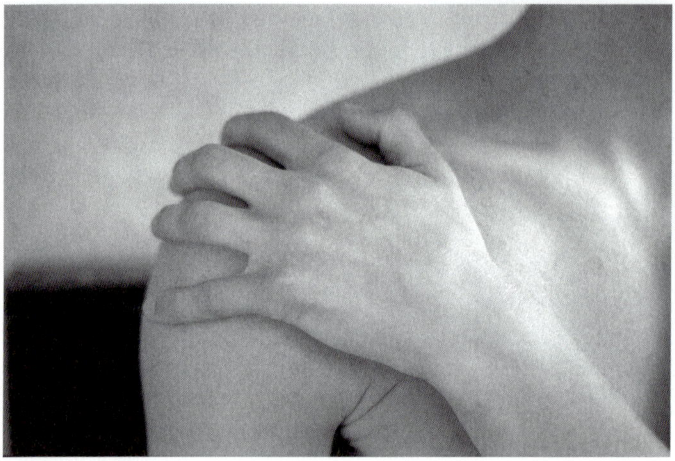

d

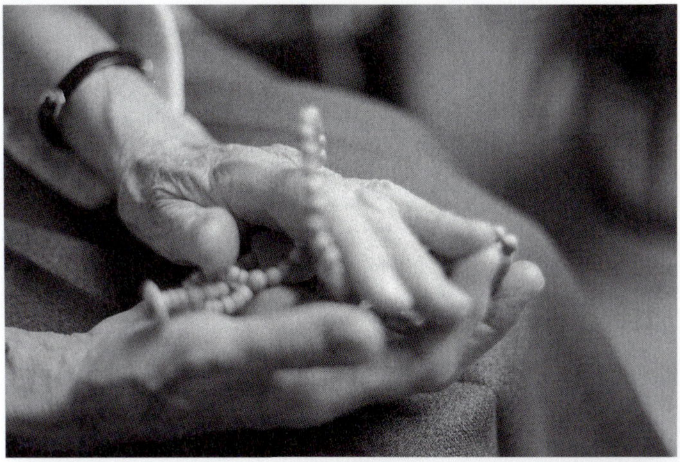

a

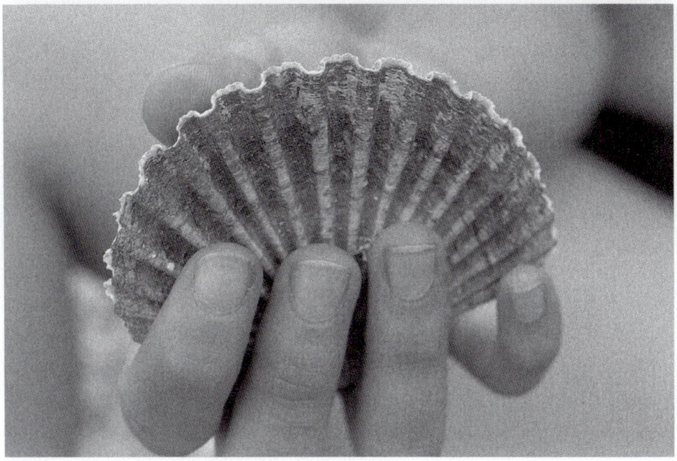

b

Abb. 3.15a–d Die Stimulation eines Menschen durch Berührung kann nicht nur über andere Menschen erfolgen, sondern kann auch über Gegenstände bewirkt werden

3

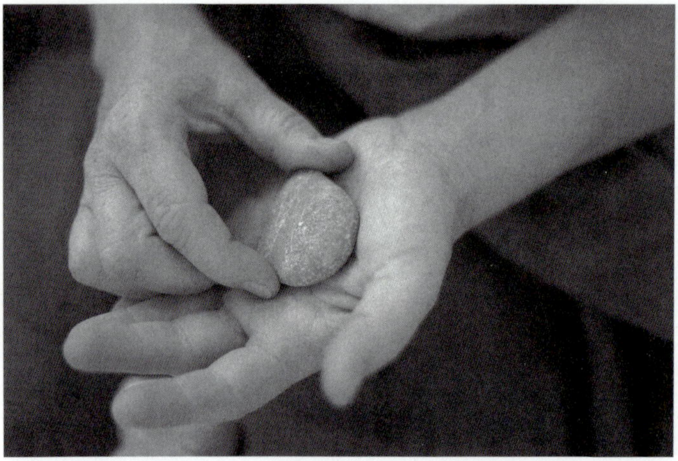
c

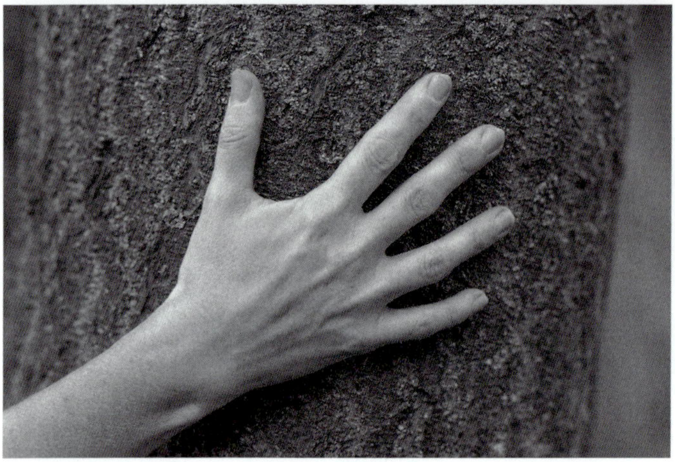
d

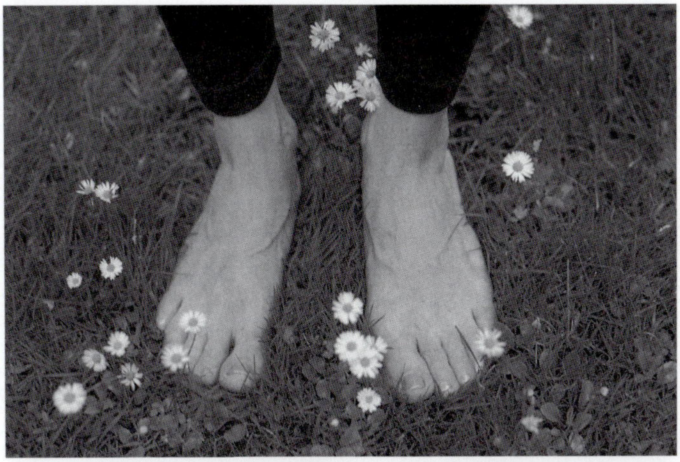

a

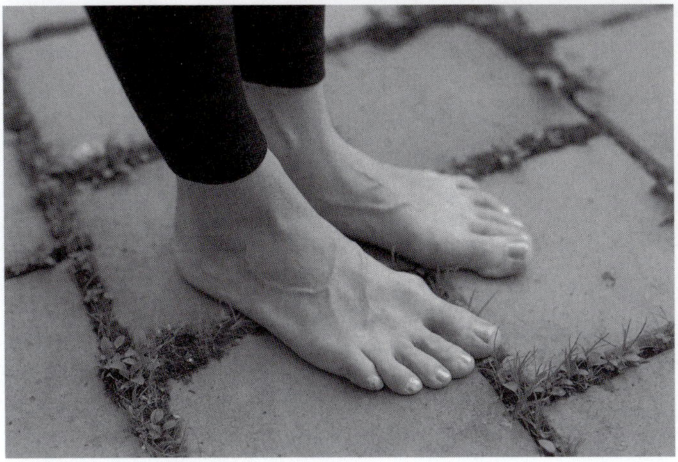

b

Abb. 3.16a–d Mit einfachen Reiz- und Berührungsangeboten können Begleiter versuchen, die große Kluft zwischen einem intensiven Berührungsleben anderer Lebensphasen und der momentanen eingeschränkten Situation zu verkleinern

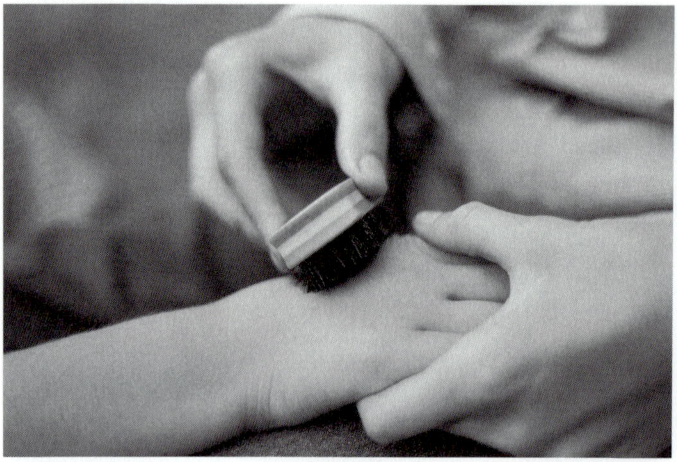

c

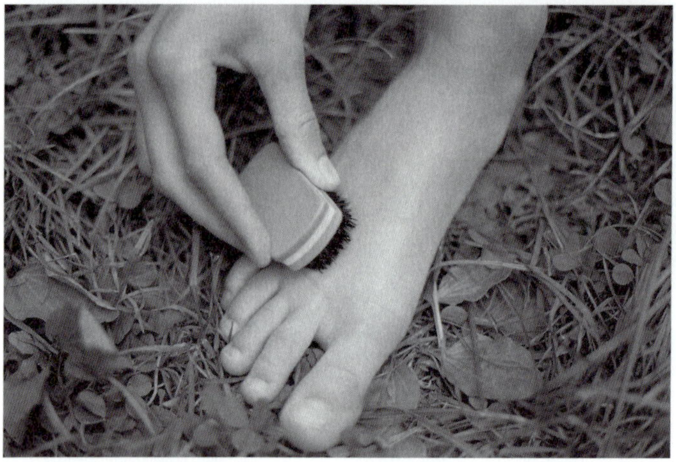

d

Materialanregungen für Berührungsstimulationen

- Verschiedene Naturmaterialien angreifen lassen: Steine, Rinden, Zapfen, Gräser, Blumen etc.,
- Bezug zur Jahreszeit herstellen: erste Blumen, reife Ähren, Obst, verfärbtes Laub,
- „eine Hand voll Erde“, „eine Hand voll Schnee“ ...,
- Socken oder Handschuhe aus verschiedenen Materialien anbieten: Leinen, Seide, Wolle, Leder u. ä., An- und Ausziehen üben,
- Bürsten mit unterschiedlichem Borstenmaterial,
- Rasseln aus Holz, Korb, Ton: Verbindung zwischen taktiler und auditiver Stimulation,
- Glocken: große-kleine; helle-dunkle: Verbindung zur auditiven Stimulation,
- Klangkugeln,
- Tücher: Seide, Baumwolle, Wolle, Kunstfaser,
- Watte, ungesponnene Wolle, Federn, Sägespäne,
- „Rosenkranz“ aus verschieden großen Perlen,
- Ketten aus Apfelkernen, Holzperlen, Glasperlen etc.,
- Duftende Früchte: Verbindung zur olfaktorischen Stimulation,
- Massagehandschuhe aus verschiedenen Materialien,
- Massage„tiere“: Rückenkratzer, Rückenmäuse, Fußrollen,
- Bausteine, Holztiere, Holzstäbe,
- Gegenstände z. B. aus der Küche (Gläser, Besteck, Teller) unter ein Tuch legen und den Patienten auffordern, die Gegenstände tastend zu erraten,
- Schalen mit verschiedenen Getreidekörnern: Reis, Weizen, Hirse, Buchweizen etc.,
- unterschiedlich große Sandsäcke, Reissäckchen, mit Kirschkernen gefüllte Säckchen,
- Duftkissen: Verbindung zur olfaktorischen Stimulation,
- Tastbrett z. B. mit einem Stück Teppichboden, einem kantigen Holz, einem glatten Metallstück, einem Schwamm, einem Stück Fell oder Leder,
- Mobile – Figuren „begreifen“ lassen: Verbindung zur optischen Stimulation,
- Knöpfe in verschiedener Größe und aus unterschiedlichem Material,
- Erlebnisstraßen für die Füße gestalten: Wasser, unterschiedlich geformte Steine, Sand etc.,
- Bälle in verschiedener Größe, Farbe, Oberflächenstruktur, Härte.

Diese und andere Materialien und Gegenstände können verschieden eingesetzt werden:

Aktive Komponente

- Angebot zum differenzierten Greifen,
- Anregung zu Bewegungsspielen,
- Impulse für Bewegungserfahrungen,
- Erleichterung bei Bewegungsübungen,
- „die Welt berühren“

Passive Komponente

- Verschiedene Körperteile an der Grenze zu Gegenständen bewusst erleben,
- Stimulierung durch unterschiedliche Berührungsqualitäten,
- „von Steinen beschwert, in Blüten gebettet",
- „von der Welt berührt werden".

Berührung

Laß sie zu,
Wohlwollend, herzlich,
behutsam, vorsichtig,
zärtlich, liebevoll,
aufrichtig, echt,
spontan, ausdrucksvoll.
Laß sie zu.
Aus Seele,
Leib und
Geist.
Laß sie zu.
Mit allen
Heilenden Kräften.
Laß sie zu.
Damit sie
Uns gemeinsam
Zum Segen wird.
Berühre mich
Und laß mich
Gleichzeitig
Wieder los.
(Busta 1985)

3.4 Das biografische Gespräch

Motto:
Aufgabe des Alters ist, eine Bilanz des eigenen Lebens zu ziehen, und mit dem leben zu lernen, was aus einem geworden ist. (Rosenmayer 1993)

Das biografische Gespräch macht die Fäden eines Lebens sichtbar. Bei der *Biografiearbeit* geht es um die Darstellung der Lebensgeschichte eines Menschen, sowohl hinsichtlich der äußeren Lebensumstände und Ereignisse – besonders der Verflochtenheit mit den historischen und sozialen Verhältnissen der Zeit – als auch der geistigen und seelischen Entwicklung. Die biografische Methode ist ein Verfahren der psychologischen und medizinischen Diagnostik und Therapie. Es beschreibt die Fülle normaler und krankhafter menschlicher Lebensäußerungen in einer Längsschnittbetrachtung als prozesshafte Entwicklung und versteht die

Motive für das gegenwärtige Verhalten aus der individuellen Lebensgeschichte heraus.

Biografiearbeit ermöglicht, die Fülle individueller Lebensäußerungen in einer Längsschnittbetrachtung zu ordnen und das aktuelle Verhalten auf dem historischen Lebenshintergrund zu verstehen.

Dem biografischem Gespräch als Form der verbalen Kommunikation kommt ganz besonders in der Begleitung alter Menschen wesentliche Bedeutung zu. Frühe, gefestigte emotionale Erinnerungen prägen sich im Gedächtnis ein; wenn das Kurzzeitgedächtnis dann nachlässt, wenn Sehen, Hören und Gehen immer schwieriger werden, kommen die frühen Erinnerungen zurück. Dann beginnt ein Sehen und Hören mit der Seele. Damit eng verknüpft ist auch der Rückzug in die innere Bilderwelt. Hochbetagte scheinen von der Außenwelt gänzlich Abschied genommen zu haben, um nur noch mit dem geistigen Auge und Ohr zu sehen und zu hören.

Gegen Ende eines Lebens wird die Frage immer drängender: *„Wer war ich?“* Nur die wenigsten Menschen können in Ruhe und Gelassenheit auf ihr bisheriges Leben zurückschauen – ohne Groll, Zorn und Trauer. Zu vieles ist noch offen, konnte nicht „in Ordnung“ gebracht werden; zu wenig wurde gelebt und erreicht; zu viele Träume und Wünsche sind noch offen. Häufig stehen Menschen vor dem Scherbenhaufen ihres Lebens: ein riesiger Berg an traurigen, schlimmen Erinnerungen verpackt in einzelne Scherben, aus denen kein Mosaik mehr gestaltet werden kann, weil es zu spät ist. In diesen Situationen kann es schon hilfreich sein, durch gezielte Biografiearbeit, also durch Fragen zur Lebensgeschichte dieses Menschen, die größten Scherben in eine Reihe zu bringen. Alle so genannten negativen Gefühle wie Wut, Scham, Eifersucht, Aggression, Hass, Zorn, die sich über Jahrzehnte tief im Inneren eines Menschen aufgestaut haben, suchen nach einem Ventil, um nach Außen gelangen zu können. Gezielte Fragen nach der Lebensgeschichte eines Menschen haben häufig diese Ventil-Funktion (■ Abbildung 3.17).

Ro-
sa Hofer-
Reinprecht geb.
Müller wurde
1906 in einem
kleinen Dorf in
den Tiroler
Alpen gebo-
ren. Ihr Vater war
Tagelöhner und Alkoho-
liker, die Mutter arbeitete bei
einer Herrschaft als Köchin und
konnte durch diese Tätigkeit Nah-
rungsmittel für ihre vier Kinder nach
Hause bringen. Rosa wurde von ihrem
Vater - so wie ihre im Alter von 17
Jahren verstorbene Schwester Anna-
mehrfach vergewaltigt. Sie ging sehr
früh von zu Hause weg und arbeitete
als Magd auf großen Tiroler Bauernhöfen.
1929 heiratet sie den Kleinbauern Mathias
Reinprecht, ein Jahr später wird Tochter
Maria geboren. Die Ehe verlief nicht glücklich,
Rosa ging mit ihrer knapp einjährigen Tochter
nach Innsbruck, wo sie eine Arbeit als Gärtnerin
annahm. Die Tochter stirbt mit sechs Jahren an
Tuberkulo- se. Während des 2. Weltkrieges kann
sie eine verkürzte Ausbildung zur Kranken-
schwe- ster machen und arbeitet in einem
Feldla- zarett. Dort lernt sie ihren 2.Mann
ken- nen, einen verwundeten Lehrer. Die
Ehe bleibt kinderlos, der Mann stirbt 1958.
Rosa übersiedelt nach Wien und ar- beitet
bis zu ihrer Pensionierung in einer Wä-
scherei. Mit 75 Jahren kam sie
in das Altenpflegeheim. In den
ersten Jahren war sie beim
Personal sehr beliebt. Sie durfte
kleine Küchendienste verrichten
und kümmerte sich leiden-
schaftlich um den Blumen- und
Gemüsegarten. Nach einem
Oberschenkelhalsbruch war sie
an den Rollstuhl gefesselt,
wurde zunehmend schwieriger
und lebte nur noch in ihrer in-
neren Bilderwelt. Sie rief
nächtelang nach ihrer
Tochter und vermutete unter
ihrem Bett in der Nacht
fremde Männer.
Rosa starb ein-
sam am 14. Mai
1998. Es war
ein lan- ges
Sterben.

Abb. 3.17a Figurale Biografie: Rosa

Karl Rauch, geb. 1913 in Unterdrauburg (heute Slowenisches Staatsgebiet) wuchs auf einem großen Bauernhof mit acht Geschwistern auf. Sein Vater war ein harter Bauer, der seine Kinder schon früh zu schweren Arbeiten heranzog. Die Mutter war eine ständig kränkelnde, zarte, musikalische Frau, die ihren Kindern viel Gefühl und Zärtlichkeit entgegenbrachte. Die Mutter starb 1922 und Karl war als jüngstes Kind mit seinem Vater und den Geschwistern allein, beide Großeltern waren kurz vor Ende des 1. Weltkrieges gestorben. Zwei Brüder fielen auf den Schlachtfeldern des 2. Weltkrieges. Die österreichische Familie wurde nach Ende dieses Krieges aus der Untersteiermark vertrieben, verlor alles und der Vater verübte Selbstmord in einem Lager in der Obersteiermark. Karl verdiente sich als Hilfsarbeiter sein Geld, arbeitete hart und blieb Zeit seines bescheidenen Lebens allein. Verbittert und zurückgezogen, sparsam und einsam war er, als er vor zehn Jahren ins Altersheim kam. In der neuen Welt fand er sich nicht mehr zurecht. Er ist oft laut und aggressiv, hortet Lebensmittel in seinem Nachtkästchen und hat wenig Kontakt zu den anderen Heimbewohnern. Er spricht kaum, sucht oft seine Mutter und möchte nach Hause gehen, zum großen alten Bauernhof nahe am Fluß Drau.

Abb. 3.17b Figurale Biografie: Karl

3.4.1 Voraussetzungen für das biografische Gespräch

Biografiearbeit erfasst den ganzen Menschen in all seinen Lebensfassetten, mit all seinen durchlebten guten oder schlechten Zeiten. Daher ist die Grundvoraussetzung dafür:

- Zeit und Geduld haben,
- aktives Zuhören,
- kein (Be)werten oder (Ver)urteilen der Lebensgeschichte,
- Bereitschaft zu einer Berg- und Talfahrt von den hochtragenden, wunderbaren Stunden bis zu den tiefen Abgründen der Trauer und des Schreckens,
- Schweigen aushalten,
- Distanz: sich abgrenzen können von der Lebensgeschichte des anderen.

Das biografische Gespräch ist:

- mitgehen
- zuhören – verstehen
- nicht werten – bleiben – still sein – aufstehen
- und loslassen können – weitergehen.

Aus biografischen Gesprächen lernt man viel für

- sich selbst und
- sein eigenes Leben.

Fragen zur Lebensgeschichte eines Menschen dürfen nie bohrend oder aus purer Neugierde gestellt werden, sondern sollen Impuls-Charakter haben, vielleicht das in Stocken geratene Erzählen wieder verflüssigen.

Gezielte Fragen können zu großen positiven wie negativen Lebensereignissen gestellt werden. Dabei spielt die Konzentration auf das Wichtigste eine wesentliche Rolle.

Mögliche Fragen

- Wer waren die wichtigsten Menschen im Leben?
- Wo wurden Sie geboren und wie haben Sie ihre Kindheit verbracht?
- Wie viele Geschwister haben Sie?
- Was war Ihr Vater von Beruf? Was Ihre Mutter?
- Wie haben Sie die erste Schulzeit erlebt?
- Welchen Beruf haben Sie ergriffen?
- Wo fanden Sie Arbeit?
- Welche Schwierigkeiten haben Sie gemeistert?
- Was haben Sie schon alles in Ihrem langen Leben erlebt?
- Welche großen Reisen haben Sie gemacht? Welche Berggipfel erklommen?
- Wie haben Sie den Krieg erlebt?
- Was hat Sie besonders gekränkt in Ihrem Leben, was verletzt?
- Was haben Sie erlebt und erlitten?
- Erinnern Sie sich noch an Ihre glücklichste Zeit im Leben?
- Welche Hobbys hatten Sie?
- Was tun Sie gerne?

- Was schmeckt Ihnen am besten? Was mögen Sie gar nicht?
- Was ist aus Ihren Kindern geworden? Was aus Ihrem Lebenspartner bzw. Ihrer Lebenspartnerin?
- Wer sind Ihre Freunde? Wo leben sie? Was haben Sie alles mit ihnen erlebt?
- Welche Rolle spielte die Politik in Ihrem Leben?
- Welche Bedeutung haben Kirche und Religion für Sie?
- Wer ist Ihr Lieblingsdichter? Was lesen Sie gerne?
- Wer ist Ihr Lieblingskomponist? Welche Musik hören Sie gerne?
- An welchen Film, an welches Theaterstück erinnern Sie sich?
- Was ist Ihr Lebensmotto?

Diese Liste lässt sich unendlich fortsetzen. Wichtig ist jedoch, dass der Begleiter seine Rolle als Zuhörer wahrnimmt und den Erzählenden in einer Doppelfunktion als Hauptdarsteller und Regisseur seines persönlichen Lebensdramas erlebt (▫ Abbildung 3.18a–f). Zu viel Neugierde und zu viele Fragen verunsichern den Betreffenden oft, bewirken einen Rückzug in die innere Bilderlandschaft. Die Begleiter-Rolle im Sinne des Themas Kommunikation ist daher von Enthaltsamkeit geprägt.

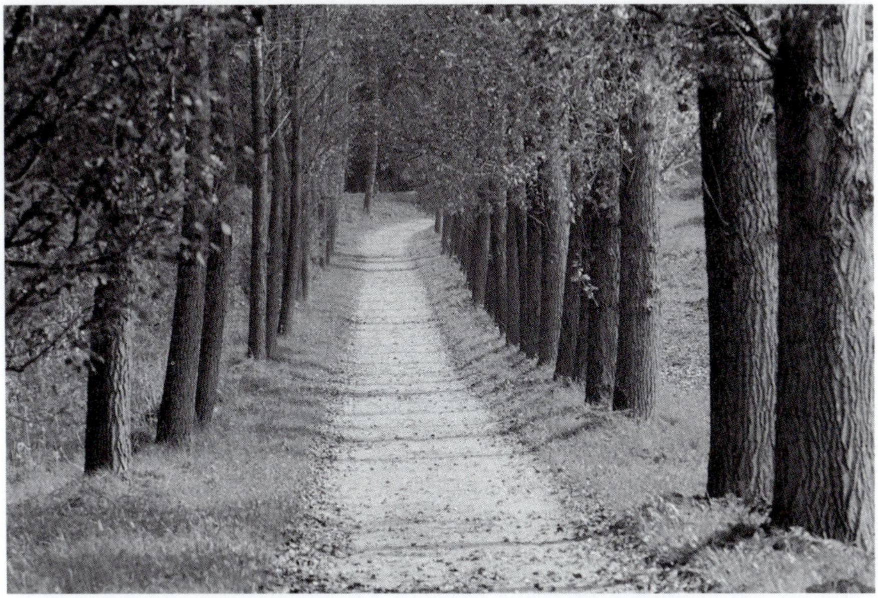
a

▫ Abb. 3.18a–f Wenn das Kurzzeitgedächtnis nachlässt, wenn Sehen, Hören und Gehen immer schwieriger werden kommen die frühen Erinnerungen zurück

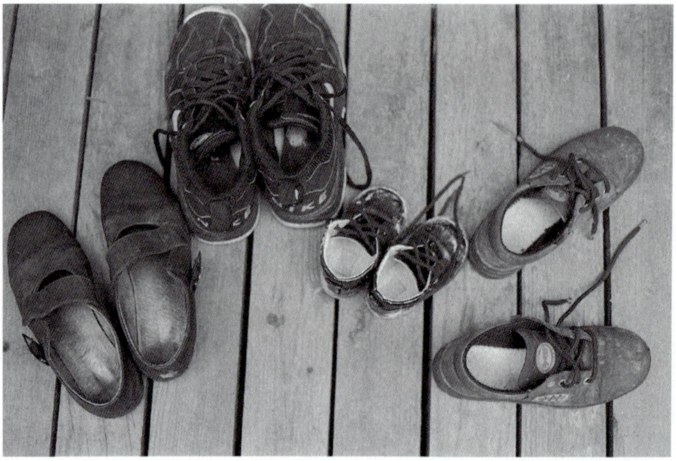

b

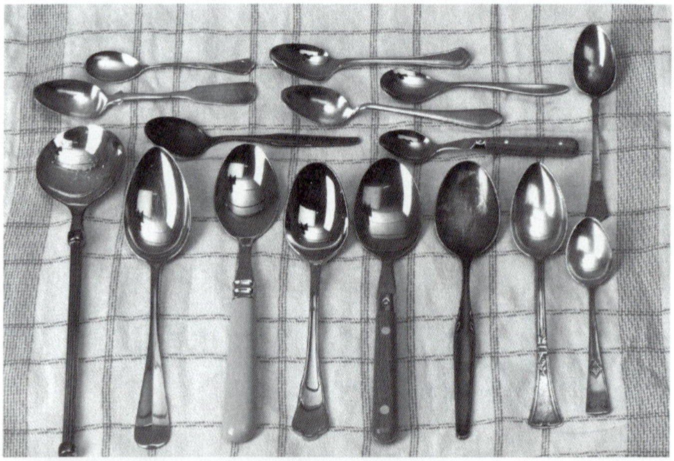

c

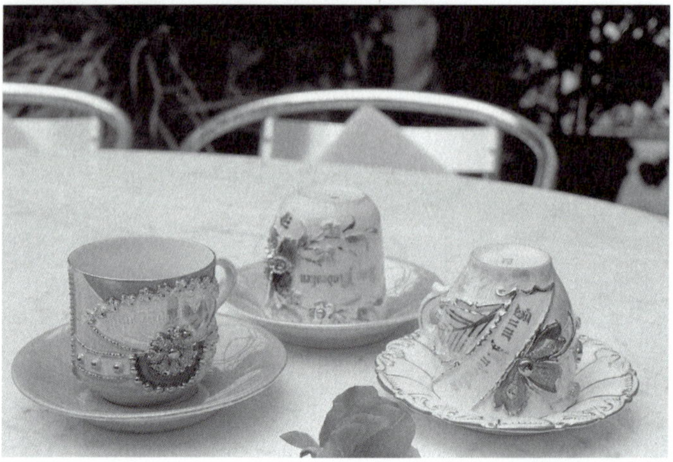

d

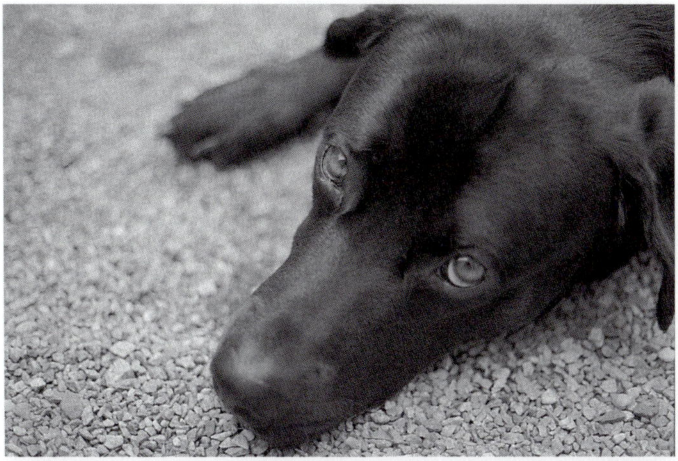
e

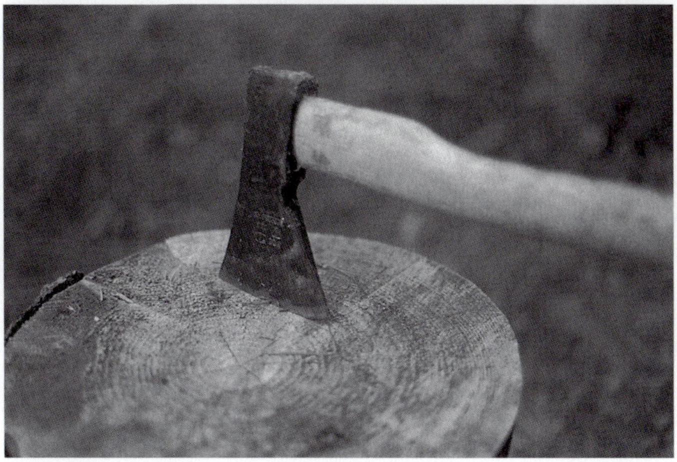
f

» »Ein Ohr haben für die Stimmen in sich.
Ein Gefühl haben sich zu verlieren
und zu finden ohne Angst.
Eine Kraft haben
zu leben
zu erleben
zu beleben
zum Lebendigen erwachen.
Erneuern in sich.
Eine Sehnsucht haben
sich den Veränderungen entgegenzustrecken
um mit ihnen zu wachsen.
(Schmidt 1998) «

3.5 Kommunikation mit alten, verwirrten Menschen

3.5.1 Einführende Gedanken

Die Menschen werden älter und älter. Während Anfang dieses Jahrhunderts die Wahrscheinlichkeit sehr groß war, im jugendlichen Alter zu sterben und der Tod als „alltäglicher Freund" der Menschen in Erscheinung trat, nimmt mit jedem Fortschritt in der Medizin auch die Lebenserwartung zu. „Für immer jung" – nicht nur der Titel eines Songs, sondern vor allem der Wunsch vieler älterer und alter Zeitgenossen. Tatsächlich werden viele immer älter, aber auch immer länger zu schweren und schwersten Pflegefällen. Der Fortschritt in der Medizin hat somit nicht nur das Altern, sondern auch das Sterben verlängert. Mit dem körperlichen Abbau einher geht auch der Verlust von Fähigkeiten. Alte Menschen sehen und hören schlecht, können sich nicht mehr sicher fortbewegen und verlieren häufig ihre Orientierung. Hochbetagte sind nicht selten verwirrt, aggressiv und ziehen sich aus der Umwelt völlig zurück. Schreien, Spucken, Schlagen, endloses Auf- und Abgehen, Nahrungsverweigerung, Kratzen, Weinen – später der totale Rückzug ins Innere, Schweigen und ausdrucksloser Blick: davon wissen verzweifelte pflegende Angehörige genauso zu berichten wie professionelle Mitarbeiter und Mitarbeiterinnen in Altenpflegeeinrichtungen, Hauskrankenpflege und Krankenhäusern.

Diese für beide Teile – Patienten wie Angehörige und Pflegende – belastende, nicht zufrieden stellende Situation lässt die Frage nach dem „Warum" aufkommen, nach Möglichkeiten der Prophylaxe und adäquater Begleitmaßnahmen. Wird jeder im Alter einmal so enden? Oder kann man – früh genug – lernen, sich auf ein *Altern in Würde* einzustellen, um später in Frieden sterben zu können? Die Medizin kann darauf keine erschöpfende Auskunft erteilen. Wohl aber gibt es eine Fülle von therapeutischen und anderen Möglichkeiten, um mit verwirrten, alten Menschen in Kontakt zu treten, um mit ihnen zu kommunizieren. Den gewünschten Erfolg bringt selten die verbale Kommunikation, nonverbale Methoden führen häufiger zum Ziel und bewirken, dass Verbesserungen sowohl im Gesundheitszustand, als auch im Umgang mit den anderen Menschen eintreten. Viele dieser Schritte sind mühsam und zeigen keine raschen Erfolge. Ausdauer und Kreativität der Anwender und Anwenderinnen sind daher gefragt, denn Patentrezepte gibt es keine. Jeder Mensch ist einzigartig in seinen Gedanken und Gefühlen und muss auch so behandelt werden: auch die alte Frau, die beim Essen ständig ihre dritten Zähne auf den Teller legt, auch der alte Mann, der immer wieder versucht, sich die Windel vom Leib zu reißen.

Nonverbale Methoden sind in der Begleitung von alten, verwirrten Menschen zielführender als das gesprochene Wort. !

Nach Erikson muss jeder Mensch verschiedene Entwicklungsstadien durchlaufen, die mit bestimmten (Lebens)- Aufgaben verknüpft sind (vgl. Abbildung 2.12). Im frühkindlichen Alter lernt das Kind Vertrauen, in der späteren Kindheit Regeln befolgen und Selbstkontrolle, in der schwierigen Zeit der Adoleszenz die Abnabelung von den Eltern und die eigene Identität. Erwachsene wiederum lernen Intimität, Verantwortung für Gefühle, durchleben Misserfolge und Erfolge. Ab der Lebensmitte geht es in diesem Modell darum, neue Aktivitäten zu entwickeln, wenn die alten Rollen überholt sind. Im Alter – als der letzten und höchsten Stufe – sollte eine Ruhe und Gelassenheit eintreten, der Mensch müsste dann in der Lage sein, ohne Wenn und Aber, ohne Groll und Hass auf sein bisheriges Leben zurückzublicken und es in Dankbarkeit annehmen zu können, so wie es war.

Dieser Entwicklungsprozess verläuft in *Stufen*. Nicht selten stolpern Menschen über das eine oder andere Entwicklungsstadium. Misslingt diese *Lebensaufgabe*, so können Misstrauen, Scham und Schuldgefühle, Selbstvorwürfe, Unsicherheit, Isolation und Abhängigkeit, Festhalten an längst überholten Rollen und Verzweiflung die beherrschenden Lebensgefühle sein. Eriksons Theorie basiert auf der Wechselbeziehung der biologischen, mentalen und sozialen Fähigkeiten; mit jedem neuen Lebensjahr ändern sich diese Aufgaben, ein steter Prozess, der mit der Geburt beginnt, sich wie ein Bogen über das ganze Leben spannt und mit dem Tod endet. Durch die Bearbeitung aktueller Lebensaufgaben hat man fast immer auch die Chance, frühere, ungelöste Entwicklungsaufgaben, die man aus welchen Gründen auch immer übersprungen hat, zu meistern. Wenn man zu lange wartet, kann es allerdings zu spät sein!

Zu spät ist es für die 90-jährige Frau im Rollstuhl, die in ihrer harten Kindheit nach dem Tod der Mutter nur Schläge, Arbeit und Angst erlebt hat. Zu spät ist es aber auch für den Greis, der im Pflegebett in sich zurückgezogen, gekrümmt wie ein Embryo, nach dem Vater weint – er war ein uneheliches Kind gewesen, hatte nur bittere Armut Zeit seines Lebens durchgemacht. Zu spät ist es für diese Menschen, die niemals gelernt haben, sich mit ihren Ängsten und Nöten, Fehlern und Problemen anderen Menschen anzuvertrauen und so ihr Schicksal besser zu verarbeiten.

Es ist wichtig, beizeiten die Möglichkeiten zu nützen, ungelöste Lebensaufgaben zu bearbeiten, bevor sich das Tor zur Außenwelt ganz schließt. !

Alle speziellen verbalen und nonverbalen Kommunikationsmethoden im Umgang mit verwirrten, alten Menschen zielen daher darauf ab, mit Einfühlungsvermögen und ohne Voyeurismus in die innere Erlebniswelt dieser alten, weisen Menschen vorzudringen, sich einzulassen auf eine Zeitreise, um Vertrauen und Selbstwertgefühl (wieder)herzustellen. Diese Arbeit erfordert viel *Empathie*, gilt es doch, noch so kleine Signale wahrzunehmen, sie zu deuten, nicht zu (be)werten und in Würde und Anstand den greisen Menschen zu helfen, ihre letzte Lebensaufgabe zu erfüllen.

Begleiter sollten Verständnis dafür aufbringen, dass es schmerzt, wenn man nicht mehr gebraucht wird, wenn man keinen Platz mehr findet, sich vielleicht von der Familie abgeschoben fühlt; dass es schmerzt, wenn in den letzten Monaten und Wochen alles neu wird, weil die „alte Eiche" verpflanzt wird, auf einen neuen, blitzblanken Platz in einer der modernen Altenpflegeeinrichtungen – dort wo junge Frauen und Männer, die die Enkelkinder oder Kinder sein könnten, diese Menschen nun waschen und wickeln, sie füttern und zu beruhigen versuchen.

3.5.2 Methoden und Möglichkeiten

Wer sich auf die weite Reise in das Innenleben, in die Erlebniswelt eines sehr alten, verwirrten Menschen macht, der sollte in ausreichendem Maße einige Dinge in seinen eigenen Rucksack packen:

- Einfühlungsvermögen – empathisches Empfinden als Grundhaltung.
- Geduld – es braucht oft sehr lange, bis eine echte Vertrauensbasis entstanden ist.
- Zeit – alte Menschen haben viel erlebt und diese „Zeitreise“ zurück in die Jugend und Kindheit dauert oft Stunden.
- Mut – sich auf eine Lebensgeschichte einzulassen, die vielleicht abgrundtief grausam und dunkel, schrecklich und abstoßend sein kann.

Ernstnehmen

Ernstnehmen heißt zuerst: hören.
Sich Zeit und Kraft nehmen für eine
möglicherweise lange Geschichte.
Sie beginnt vielleicht in glanzvoller Zeit
und führt in ungeahnte Tiefe.
Ernstnehmen heißt:
verzichten auf schnelle Urteile,
auf einfache Schablonen.
Ernstnehmen heißt:
dem anderen Denk- und Gefühlsverläufe zugestehen,
die mir vielleicht fremd oder unheimlich sind.
Ich lasse mich auf ein Wagnis ein,
wenn ich einen Schlafenden wecke,
der nicht mehr geweckt werden wollte.
(Strohal 1990)

Arbeitsmethoden

Bestimmte Techniken im Umgang mit desorientierten Menschen werden heute auch in speziellen Ausbildungen gelehrt. Im Folgenden seien *drei* „Schulen“ mit durchaus unterschiedlichem Zugang exemplarisch für verschiedenste Bemühungen und Bestrebungen genannt.

Basale Stimulation

In den siebziger Jahren entwickelte der Sonderpädagoge und heilpädagogische Psychologe Fröhlich das Konzept der basalen Stimulation. Mit Hilfe eines Stimulationskonzeptes erhielten schwerst- und mehrfachbehinderte Kinder Möglichkeiten einer Persönlichkeitsförderung. Dabei geht es um Kommunikation durch engen körperlichen Kontakt, um Vermittlung von Nähe und Geborgenheit. Was Eltern instinktiv für ihr Neugeborenes tun, ist auch für alte Menschen von Nutzen, denn die Pflege der kranken, alten Menschen bedingt naturgemäß ein hohes Maß an Haut- und Körperkontakt zwischen der Pflegeperson und dem Patienten. Damit wird die Berührung zu einem Element in der Krankenpflege (Ganzwaschung, Einreibungen, Lagerung, Drehen im Bett, Hilfestellung bei der Ausscheidung usw.). Das *Wie* in der Berührung ist von entscheidender Bedeutung.

Validation

Feil ist die Begründerin der Validationsmethode. In München geboren, musste sie schon im Alter von vier Jahren mit ihren Eltern nach Amerika emigrieren. Diese Tatsache ist direkt verantwortlich für zwei ihrer Eigenschaften: eigene Multikulturalität, die sie befähigt, ihre Methode in verschiedenen Kulturkreisen zu praktizieren und zu lehren, und ihre Vertrautheit mit der deutschen Sprache, die ihr eine rege Vortragstätigkeit im ganzen deutschsprachigen Europa ermöglicht. Beruflich schöpft sie aus drei Quellen: einer abgeschlossenen akademischen Ausbildung in Sozialarbeit und Psychologie, ihrer Schauspielausbildung und vor allem aus ihrer lebenslangen Erfahrung mit alten Menschen. Validation ist eine Kommunikationsform und Therapie, mit der es gelingen kann, mit desorientierten und/oder Alzheimer-Patienten in Kontakt zu treten. Validation basiert auf einer Geisteshaltung, die älteren Erwachsenen, die an Demenz vom Typ Alzheimer erkrankt sind und die darum kämpfen, vor ihrem Tod noch unerledigte Aufgaben zu erfüllen, vor allem Respekt und Einfühlungsvermögen entgegenbringt.

Pflege nach Böhm

Eine Form der „ganzheitlichen Pflege" verfolgt Böhm, der über jahrzehntelange Erfahrungen in seiner Arbeit mit psychisch kranken, alten Menschen, verfügt:

> » Er sieht die Pflege als einen dynamischen Prozeß, der sich an der Biographie des alten Kranken ausrichtet und sein emotionales Langzeit- und Alltagsgedächtnis reaktiviert in der Auseinandersetzung mit seiner Umgebung. (Grond über Böhm) «

Er versucht, den Kranken durch Sehen, Hören, Bewegen, also mit Animationsreizen aus dem Langzeit- und Alltagsgedächtnis zu revitalisieren. Verwirrte, paranoide Personen werden dort „abgeholt", wo sie jetzt in ihrem Altgedächtnis stehen. Durch genaues Hinsehen, Hören und vor allem durch das Wahrnehmen nonverbaler Signale wird die Haltung des Pflegepersonals tolerant. Die Impulse für eine reaktivierende Pflege, für Körperpflege, Wohnen, Essen, Trinken ergeben sich aus der Kenntnis der Biografie.

Bei den weiteren Ausführungen wollen wir im Bereich der Kommunikation bleiben und verbale und nonverbale Kommunikationstechniken neutral und wertungsfrei aus einer Fülle von Möglichkeiten beleuchten.

Verbale Kommunikationsmöglichkeiten

Neben den bereits besprochenen Voraussetzungen für ein gutes Gespräch (vgl. Abschn. 3.2) ist im Umgang mit alten und verwirrten Menschen in jeder Gesprächssequenz Folgendes besonders zu beachten:

- Die Sprache muss klar, sanft und liebevoll sein.
- Menschen mit Hörproblemen bedürfen einer lauteren Aussprache.
- Im Gespräch immer eindeutige, nicht wertende Wörter verwenden.
- Wiederholen ist eine gute Technik, um an der Sache und am Menschen zu bleiben; den alten Menschen, die sich allmählich in ihre Vergangenheit zurückziehen, genügt es nicht, eine Frage oft nur ein einziges Mal gestellt zu erhalten.
- Wünsche oder Anforderungen müssen immer wieder wiederholt werden.
- Viel Geduld und Einfühlungsvermögen.

Zwei Bereiche stehen bei der Begleitung von verwirrten, alten Menschen im Vordergrund der verbalen Kontakte:

- Gespräche führen gegen die Einsamkeit und
- Fragen nach der Vergangenheit bzw. Biografiearbeit.

Gespräche gegen die Einsamkeit

Gespräche gegen die Einsamkeit stellen die einsamen, verwirrten, alten Menschen mit ihren Bedürfnissen und Wünschen, Hoffnungen und Träumen in den Mittelpunkt. Als Zuhörer sollte man sich auf die Rolle des stummen Zaungastes, der aktiv zuhören kann, zurückziehen. Ehrliche Anteilnahme, Konzentration auf die Situation und Bereitschaft zum Zuhören prägen diese Gespräche. Es können kurze Impuls-Gespräche über das Wetter oder den heutigen Gesundheitszustand sein oder aber auch lange Gespräche gegen die Angst und Einsamkeit sehr alter Menschen.

Sowohl das Bedürfnis nach *Rhythmusausgleich* als auch das Bedürfnis, in einen Prozess von *Aktion und Reaktion* – Frage und Antwort – aktiv einbezogen zu sein (vgl. 2.4.1), ist bei alten Menschen oft mit der Frage nach Angenommenwerden verbunden. „Wie ernst werde ich noch genommen?“ „Wie viel Mühe macht man sich, mir Zeit für eine Antwort zu lassen?“ „ Wie viel Zeit haben die Menschen, sich auf mich und meinen Rhythmus einzustellen?“ „Wer ist bereit, sich mit *meiner Welt, meiner Sprache* ernsthaft zu beschäftigen und ein echtes Gespräch zu führen?“ Das sind Fragen, die alte Menschen tief in ihrem Inneren bewegen.

Um den Einstieg zu schaffen und ins Gespräch zu kommen, eignen sich als verbale Kommunikationsmethode am besten die W-Fragen: wer, wie, was, wo – niemals aber warum. Die Frage „Warum“ löst häufig Schuldgefühle aus. So wird das kleine Kind gefragt: „Warum hast du deine Tasse zerschlagen?“ oder der Schüler: „Warum hast du nichts gelernt und eine schlechte Note bekommen?“ „Warum hast du nicht besser aufgepasst und so etwas Wichtiges verloren?“ „Warum seid ihr nicht zur rechten Zeit am rechten Ort gewesen?“ Diese Fragen lassen sich meist nicht wirklich beantworten, eher lösen sie Schuldgefühle aus und verhindern eine echte Kommunikation. Im Gespräch mit sehr alten Menschen sollten wir daher auf jedes „Warum“ verzichten; die Person kann uns ohnedies nicht erklären, warum sie bzw. er die Suppe nicht gegessen und wieder ausgespuckt oder die Toilette nicht mehr rechtzeitig erreicht hat.

Im Gespräch mit alten, oft verwirrten Menschen soll der Begleiter auf die „Warum"-Frage verzichten.

Fragen nach der Vergangenheit

Häufig gelangt man in der Begleitung an einen Punkt, wo es um die *Lebensgeschichte* dieses Menschen geht und seine Erinnerungen an die Vergangenheit in lebhaften, kräftigen Farben Platz greifen. Die Frage nach der Vergangenheit, die Biografiearbeit, ist eine lohnende und interessante Tätigkeit. Sie lässt den Begleiter teilhaben an einer Welt und Zeit, die er selbst nicht erlebt hat und die diese Menschen ihm voraus haben. Meistens ist es für die alten Menschen wie ein wunderbarer Schatz, noch einmal in die Bilder der Kindheit und Jugend einzutauchen auf der Suche nach Zuwendungen und Geborgenheit. Das Erforschen der Vergangenheit kann aber auch dazu führen, dass bereits erprobte Methoden der Problemlösung (aus früheren Zeiten) von der verwirrten Person wieder gefunden und für die Lösung aktueller Probleme eingesetzt werden (vgl. 3.4).

Für eine *gezielte Biografiearbeit* benötigt man viele Informationen aus dem Umfeld des zu begleitenden Menschen.

Hilfreiche Informationen sind

- Gesundheits- bzw. Krankheitszustand,
- körperliche Einbußen (Seh- und Hörvermögen, Sprache, Bewegungsvermögen),
- Unfälle und Krisen und die Reaktion darauf,
- Verhältnis zum Pflegepersonal (in einem Heim) und zu den Mitbewohnern,
- Ess-und Trinkgewohnheiten,
- Abneigungen,
- Nacht- bzw. Tagesverhalten (schläft die Person ruhig in der Nacht oder macht sie die „Nacht zum Tag" und ist tagsüber eher schläfrig und müde?).

Es ist wichtig zu erfahren, ob jemand seine Emotionen und Gefühle auszudrücken vermag und es ist wichtig zu erfahren, wie er diese Gefühle zeigt.

Im persönlichen Gespräch mit alten Menschen lässt sich sehr viel über deren Lebensgeschichte ermitteln. Dabei geht es aber nicht um (Aus-)Frage-Techniken, sondern um gefühlvolles Erkunden und Anteilnehmen.

Wie Mosaiksteine lässt sich das bewegte Leben eines alten Menschen häufig durch folgende Fragen zusammentragen:

Fragen nach

- dem Ort der Geburt und der Kindheit,
- den ersten Schulerinnerungen und Erfahrungen,
- den besten Freundinnen und Freunden,
- dem Heimathaus, den Eltern und Verwandten,

- dem ersten Beruf und der ersten Liebe,
- Heirat, Kinder, eigener Familie,
- Haushalt und Werkstatt,
- Kochrezepten, Werkstücken etc.,
- Freunden und Bekannten,
- Politik und Kirche,
- Hobbys,
- Feiern und Festen,
- Ausflügen, Reisen und Urlauben,
- Gefahren, die gemeistert wurden,
- Kriegserlebnissen (häufig bittere, düstere Erinnerungen voll Angst und Ablehnung),
- Erlebnissen, die bestanden wurden,
- Enkelkindern,
- Haustieren und Lieblingstieren,
- Lieblingsspeisen,
- Lieblingsmusik (wichtig für die nonverbale Methode des Musikhörens),
- Lieblingsfernsehsendung,
- bevorzugten Farben und Materialien (z. B. weißer Flanell),
- Lieblingsautor, gern gelesenem Buch,
- Lieblingsblume.

Manchmal bewirken Fragen nach *extremen* Situationen oder Gefühlen (z. B.: Haben Sie schon einmal etwas so Schreckliches erlebt? Haben Sie schon einmal ein so ekelhaftes Fleisch gegessen? Haben Sie schon einmal solche Angst gehabt?), dass sich der verwirrte Mensch erinnert, von seinem vordergründigen Problem abkommt und aus seiner Vergangenheit erzählt.

Im Grunde geht es darum, dass der alte Mensch – vielleicht zum ersten Mal seit seiner Kindheit – in einem geschützten Rahmen des Vertrauens seine eigenen Gefühle herauslassen kann. Und es geht auch um die Wiederherstellung alter, sozialer Rollen, die verloren schienen. Sehr oft sind noch unbefriedigende Beziehungen aus der Vergangenheit zu lösen und unerledigte Lebensaufgaben zu erledigen. Erst wenn alte Menschen ihr inneres Gleichgewicht wieder gefunden haben, werden sie ruhiger und fühlen sich nicht mehr so einsam.

Nonverbale Kommunikationsmöglichkeiten

Neben dem verbalen Bereich gibt es auch eine Reihe *nonverbaler* Kommunikationstechniken im Umgang mit verwirrten, alten Menschen. Folgende Bereiche sollen beleuchtet werden:

- Berührungen,
- Spiegeln von Bewegungen und Gefühlen,
- Musik und Gerüche,
- Bilder und Symbole.

Berührungen – die Hände als Dolmetscher unserer Gefühle

Dort wo Worte versagen, wo Worte nicht mehr gehört werden können oder in ihrer Bedeutung nicht mehr richtig ein- und zugeordnet werden können, gewinnt der *direkte Körperkontakt* an Bedeutung. Wie sehr jeder Mensch die Berührung von Beginn seines Lebens an braucht, wie wichtig die Berührung vor, während und nach der Geburt ist, wurde bereits ausführlich dargestellt. Es bleibt zu fragen, ob nicht gerade am Ende des Lebens die Berührung genauso wichtig ist (◘ Abbildung 3.19). Wenn man den Tod gleichsam als eine „Geburt in eine andere Welt" begreifen kann, so muss der Berührung in der Alten- und Sterbebegleitung ein zentraler Platz eingeräumt werden (vgl. 3.6).

Der Wahrnehmungsfähigkeit der Hände kommt – nicht nur in der Pflege – größte Bedeutung zu. „Hand anlegen" zu können ist eine der schwierigsten Pflegefähigkeiten. Berührung über „sprechende Hände" kann Ruhe und Entspannung vermitteln, aber auch Wachheit und Lebendigkeit. Vor allem muss aber bei allen Handbewegungen eine Eindeutigkeit der Information durch die Hände vorliegen. Daher ist es von so großer Bedeutung, dass das Personal in Altenpflege- und Krankenhäusern die eigenen Hände schätzen kann. Eine Altenhelferin, die ihre eigene Hand nicht mag oder gar nicht kennt, wird wenig

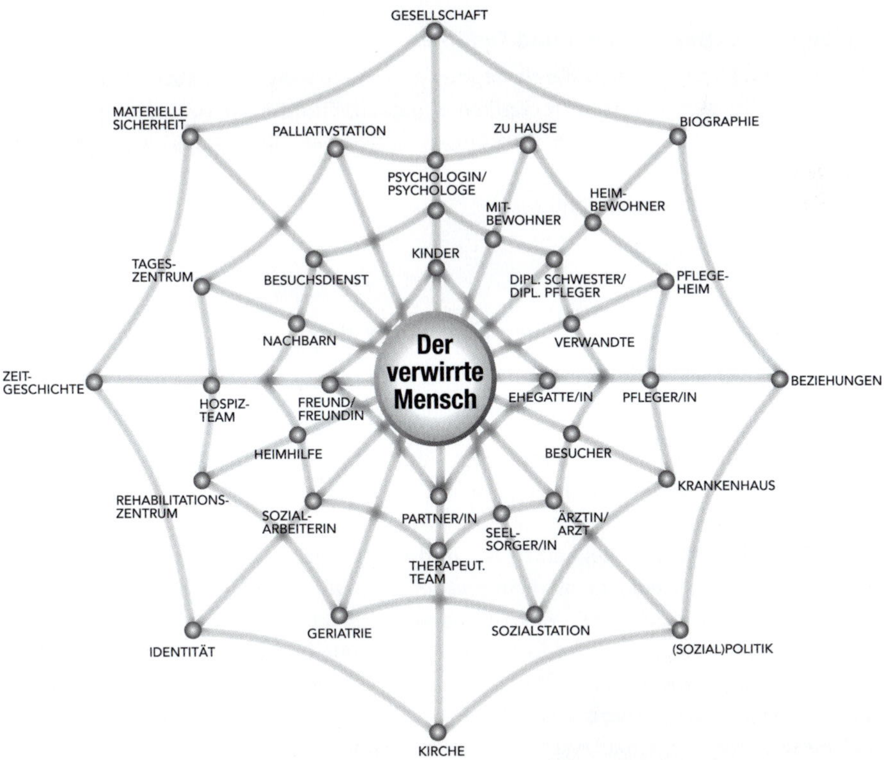

◘ Abb. 3.19 Der verwirrte Mensch inmitten eines Netzes der Geborgenheit

Bewusstsein in dieser haben, d. h. sie wird mit ihren Händen wenig wahrnehmen können und daher eher geneigt sein, einen Patienten härter oder flüchtig zu berühren (vgl. 3.3).

Für Berührungen eignen sich verschiedenste Körperstellen, vorausgesetzt, es ist eine Basis des Vertrauens bereits entstanden:

- Handflächen, Fingerspitzen, Arme, Schultern, Rücken,
- Beine, ganz besonders die Fußsohlen,
- in sehr vertrauten Situationen auch die Haare, der Kopf und die Wangen.

Nicht immer erwarten oder wünschen sich die Patienten Berührungen, daher muss sensibel damit umgegangen werden.

Folgendes ist zu vermeiden:

- oberflächliche, nur streifende Berührungen,
- punktuelle Berührungen,
- abgehackte, fliehende und zerstreute Berührungen (z. B. wenn große Hast und Eile in der Arbeitssituation herrscht).

Es sollte immer gleichmäßig vorüberziehend mit einem konstanten Druck gearbeitet werden. Dabei gilt es, sich selbst und die zu berührende Person genau zu beobachten, eben empathisch wahrzunehmen, ob es ihr und auch einem selbst gut tut, angenehm, nicht überfordernd ist (vgl. 3.3.2).

Spiegeln von Bewegungen und Gefühlen

Nur wer wirklich *ernsthaft* bereit ist, die Welt eines verwirrten Patienten zu betreten, der sollte sich auf diese Techniken einlassen. Um die Körperhaltung des alten Menschen genau nachahmen zu können, muss der Blick für Details geschärft werden.

Genau zu beobachten sind

- Augen,
- Gesichtsmuskeln,
- Atmung,
- eventuell auftretende Veränderungen in der Hautfarbe,
- Kinn und Unterlippe,
- Hände,
- Bauch,
- die Art, wie sie sich fest halten, wie sie sitzen, wo sie die Füße heben und das Wichtigste: die Art der Bewegung.

Wenn die verwirrte Person am Bettlacken kratzt, so wird man diese Bewegung im selben Rhythmus, in der selben Art und Weise versuchen; wenn jemand ständig auf- und abläuft, vielleicht noch in speziellen Trippelschritten, so wird man versuchen, mit ihm und seiner Art zu gehen in Gleichklang zu kommen. Schreien oder Lachen, Klatschen und Klopfen werden ebenfalls gespiegelt, was in der Ausführung sehr schwierig sein kann. Es geht nicht darum, herauszufinden, *was* diese Person gerade tut, sondern vielmehr anzunehmen, *dass* sie etwas macht und sich auf diese Bewegung einzulassen. In diesem Zusammenhang ist jedoch von Bedeutung, dass horizontale und langsame Bewegungen (z. B. Wiegen) beruhigend wirken, ebenso Schaukelbewegungen, die zusätzlich die Aufmerksamkeit fördern. Rotationen bzw. schnelle, vertikale Bewegungen können in höchster Erregung enden, die über Stunden andauern kann.

Musik und Gerüche

Die einfachste Form der nonverbalen Kommunikation kann über *Musik und Gerüche* erfolgen. Jeder Mensch hat seine Lieblingsmusik und -sänger/innen oder erinnert sich gerne an die Musik aus der Jugend. Während klassische Musik eine beruhigende Wirkung hat und auch in der Atem-Therapie eingesetzt wird, lösen die Lieder und Stücke aus Kindheit und Jugend eine Fülle von Erinnerungen und Träumen aus. Sich dieses einfachen Mediums in der Begleitung zu bedienen, erfordert keine großartige Ausbildung.

Einige *Abend- und Schlaflieder* sollen stellvertretend für eine Fülle von Melodien stehen, die das Leben vieler Menschen in ihrer Kindheit bereichern und im Alter gern erinnert werden.

Guten Abend, gut' Nacht

Guten Abend, gut' Nacht
Mit Rosen bedacht,
mit Näglein besteckt,
schlupf' unter die Deck.
Morgen früh, wenn Gott will,
wirst du wieder geweckt.

Weißt du, wieviel Sternlein stehen

Weißt du, wieviel Sternlein stehen
An dem blauen Himmelszelt?
Weißt du, wieviel Wolken gehen
Weithin über alle Welt?
Gott der Herr hat sie gezählet,
daß ihm auch nicht eines fehlet,
an der ganzen großen Zahl.
(...)
Weißt du, wieviel Kinder frühe,
stehn aus ihren Bettlein auf,
daß sie ohne Sorg und Mühe
fröhlich sind im Tageslauf?
Gott im Himmel hat an allen
Seine Lust, sein Wohlgefallen,
kennt auch dich und hat dich lieb.

Schlaf, Kindchen schlaf

Schlaf, Kindchen, schlaf!
Der Vater hüt't die Schaf,
die Mutter schüttelt's Bäumelein,
da fällt herab ein Träumelein.
Schlaf, Kindchen schlaf!
(Altes Liedgut)

Auch *Düfte* stehen in sehr enger Verbindung mit der Geschichte eines Menschen. Musik in Kombination mit Düften kann Spannungen und Verkrampfungen lösen und zur besseren Kontaktaufnahme führen.

Eine Stimulation durch den Geruch einer Duftlampe, eine Orange, die man schält oder durch Blumen aus dem Garten (Lavendel, Rosmarin, Salbei, Rosen, Nelken, Astern, Gladiolen, Zinnien usw.) kann das Wohlbefinden steigern und angenehme Gefühle auslösen. Dabei geht es nicht um die Lieblingsdüfte der Begleiter, sondern um die Wünsche und Bedürfnisse des Patienten, der im Laufe seines langen Lebens entsprechende Vorlieben und Abneigungen entwickelt hat. Düfte können auch der Schlüssel zu tief liegenden Erinnerungen sein. Der Dichter Hesse spricht diesen assoziativen Zusammenhang zwischen Duft und Erinnerungssequenz in seinen „Duft- und Blumengedichten“ an, von denen wir einige exemplarisch wiedergeben.

Der Duft des Veilchens

schwingt sich zart und lustbeklommen
über licht begrünte Hecken,
lockt dich, läßt dich näher kommen,
spielt ein schelmisches Verstecken,
löst in deiner Seele leise
eine langeher vergeßne,
süße, dennoch unermeßne
heimatliche Liebesweise.

Den Duft der Reseden

mußt du mit geschloßnen Augen
aus der schlichten Blüte saugen;
heimlich wird er dann im Innern
dich der Heimat stets erinnern.

Der Duft der Narzissen

ist herb im Grund und dennoch zart,
wenn er mit Erdgeruch gepaart,
vom lauen Mittagswind gefaßt,
durch's Fenster kommt als stiller Gast.

Ich habe drüber nachgedacht
das ist's, was ihn so köstlich macht:
daß er der Erstling jedes Jahr
im Garten meiner Mutter war.
(Hesse 1992, S. 31, S. 33)

Bilder und Symbole

Für den alten Mann, der Zeit seines Lebens Tischler war, bedeuten Schrauben, Zwingen, eine Feile, der Hobel oder bloß Hobelspäne Gegenstände von größter persönlicher Vertrautheit. Die alte Schneiderin wird mit einem Stück Stoff, Nähnadel, Zwirn und Schere voll Begeisterung in ihre geliebte, alte Rolle zurückfallen. Für viele Menschen sind *Gegenstände aus dem Alltagsleben* mit einem bestimmten Rollenverhalten, einem Beruf, einer Beschäftigung verknüpft. Als Symbole an eine andere, längst zurückliegende Zeit haben sie sehr oft Erinnerungscharakter und bedeuten Identität aus dem Erinnern.

Für den alten Mann im Rollstuhl, der seine Berge über alles liebt und der seit Jahren nicht einmal mehr bis vor die Haustüre gekommen ist, für ihn können Fotos oder Bilder von Gebirgsmassiven ein helles Licht zurück in die Vergangenheit entzünden, in eine Zeit, da er als Bergführer hoch oben über den Wolken stand und auf die kleine Welt zu seinen Füßen blickte. Die schwerkranke Frau, die immer eine Reise nach Afrika unternehmen wollte, wird nicht mehr dorthin fahren können. Wohl aber kann man mit Prospekten aus dem Reisebüro oder mit einem Afrika-Buch sie eine solche innere Reise machen lassen. Es wird ihre letzte sein, bevor sie stirbt.

Alte *Kinderspiele und Kinderreime*, Gedichte, Schulutensilien, Haushaltsgeräte und Werkzeuge können wie Katalysatoren das Erinnerungsvermögen alter Menschen freisetzen. Aber auch der Besuch von Kindern in Altenpflegeeinrichtungen, der direkte Kontakt zwischen den jungen Besuchern und den alten Menschen wirkt sich wohl tuend und bereichernd aus. Erinnerungen können zu einem Geschenk für beide Seiten werden (▫ Abbildung 3.20–3.23).

Wir möchten an dieser Stelle einige Beispiele von Kinderreimen wiedergeben. Sie sollen Begleitern Impulse geben, in der eigenen Erinnerung sowie in den Erinnerungen der Patienten nach Geschichten und Versen zu suchen. Meist ranken sich um diese Verse zahlreiche Geschichten aus frühen Kinderjahren.

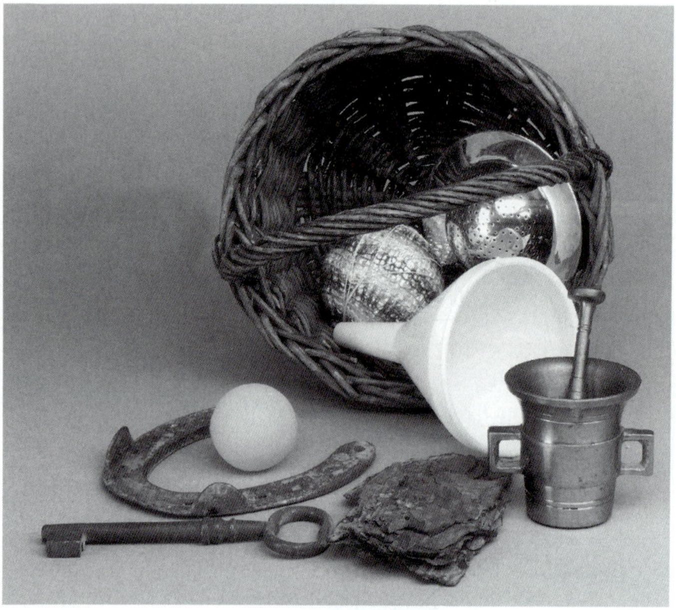

a

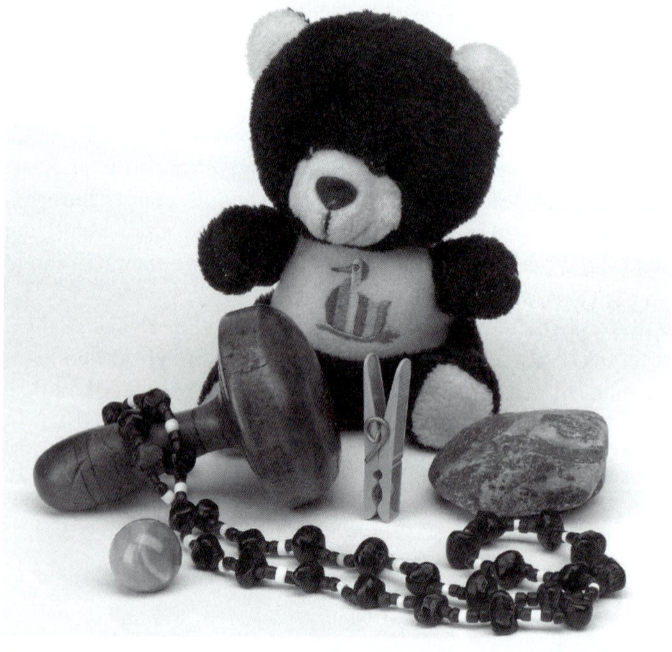

b

Abb. 3.20a,b Als Symbole für eine andere, längst zurückliegende Zeit haben Gegenstände aus dem Alltagsleben oft Erinnerungscharakter und bedeuten Identität aus dem Erinnern

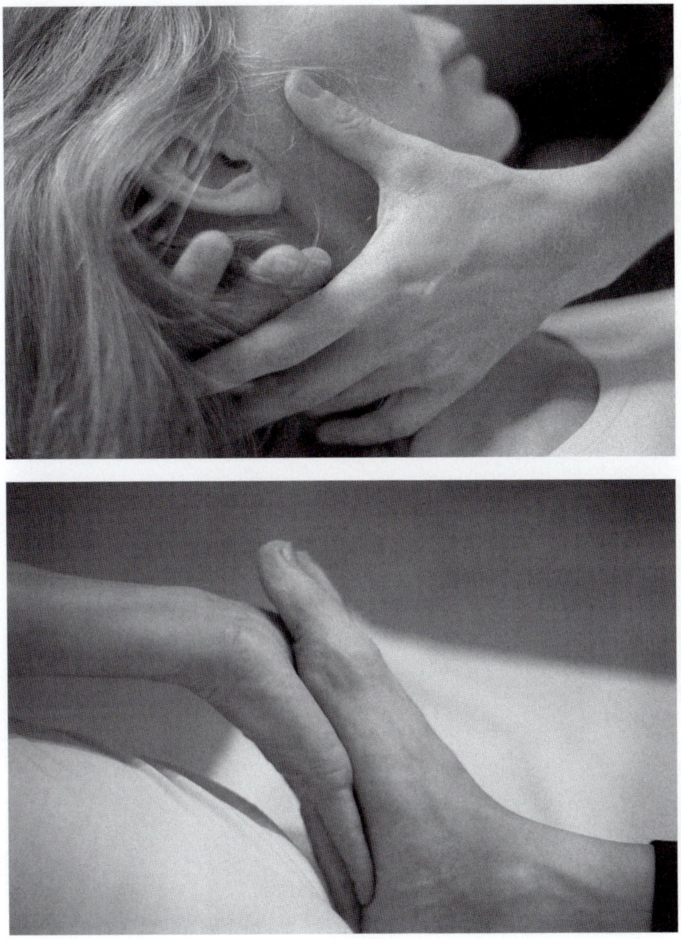

a

b

Abb. 3.21a,b Für Berührungen mit alten, verwirrten Menschen eignen sich verschiedenste Körperstellen – vorausgesetzt, es ist bereits eine Basis des Vertrauens entstanden

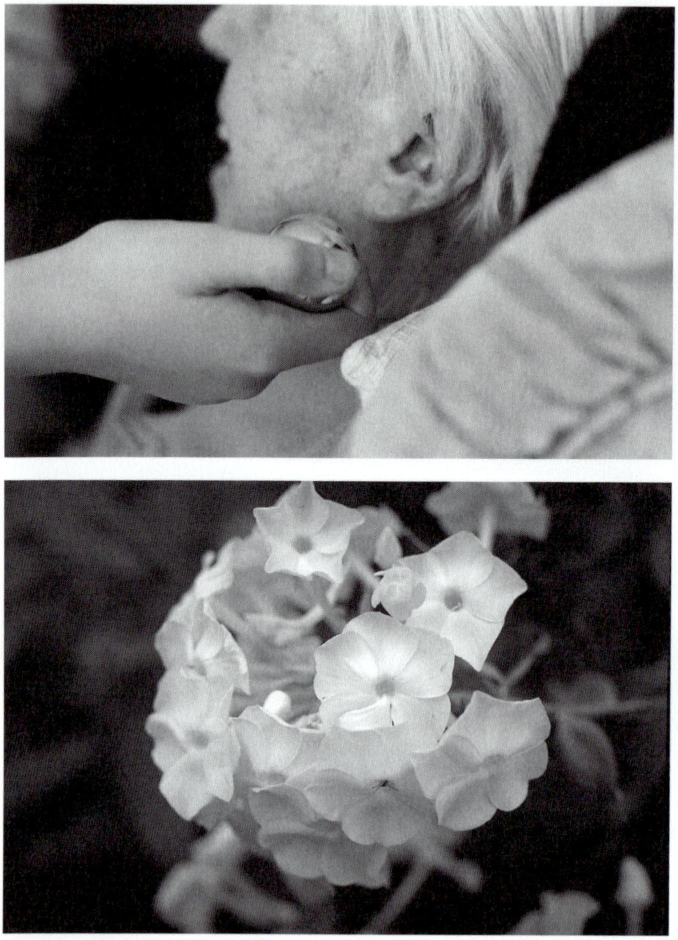

a

b

Abb. 3.22a,b Die einfachste Form nonverbaler Kommunikation kann über Musik und Gerüche erfolgen

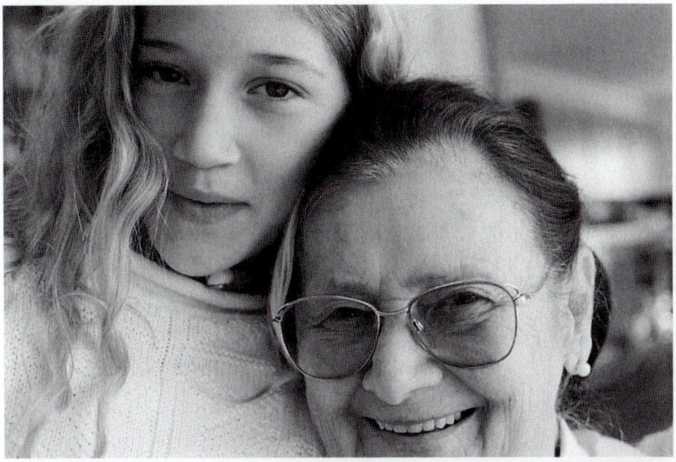

a

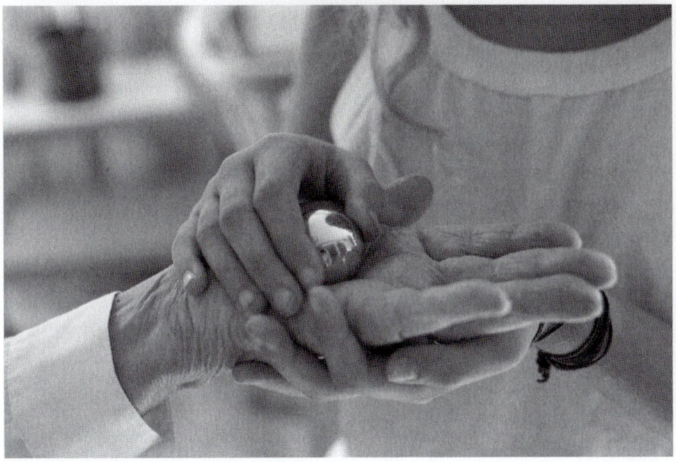

b

■ Abb. 3.23a–d Der Besuch von Kindern in Altenpflegeeinrichtungen, der direkte Kontakt zwischen den jungen Besuchern und den alten Menschen wirkt sich wohltuend und bereichernd aus

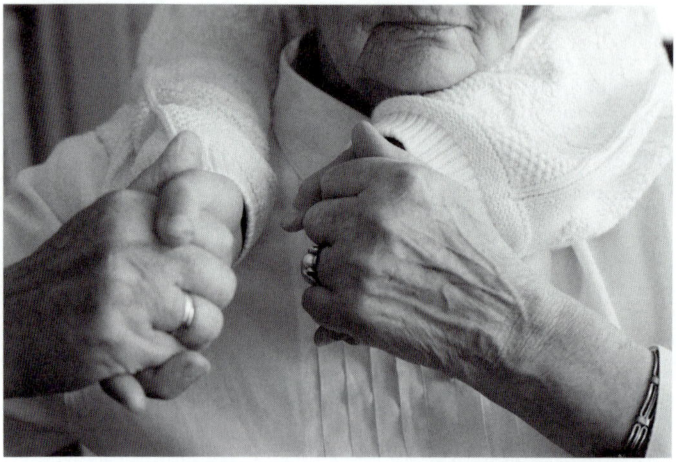

c

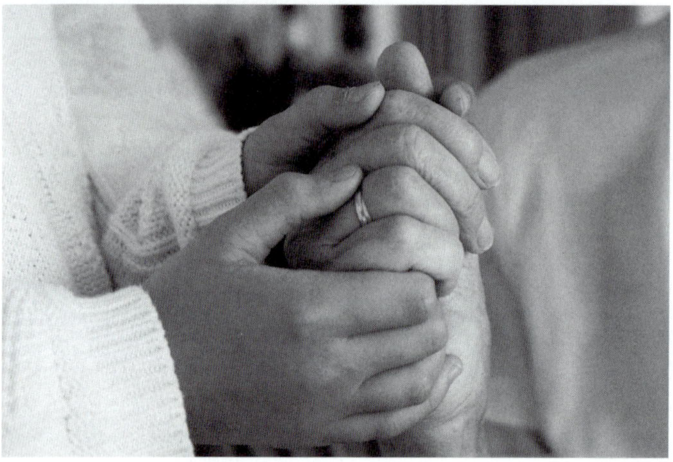

d

Handmärchen 1

Das ist der Daumen,
der schüttelt die Pflaumen,
der liest sie auf,
der trägt sie heim
und der kleine Wix ißt sie ganz allein.

Handmärchen 2

Pfannenflicken, Pfannenflicken,
ist die schönste Kunst.
Die rechte Hand, die linke Hand,
die geb' ich dir als Unterpfand.
Da hast du sie, da nimmst du sie,
da hast du alle beide.

Heile heile Kätzchen

Heile heile Segen
Drei Tage Regen,
drei Tage Schnee,
tuts dem Kind schon nimmer weh.

Backe, backe Kuchen

Backe, backe Kuchen,
der Bäcker hat gerufen:
Wer will guten Kuchen backen,
der muß haben sieben Sachen:
Eier und Schmalz,
Zucker und Salz,
Milch und Mehl,
Safran macht den Kuchen gel.
(Alte Kinderreime)

3.6 Kommunikation in der Sterbebegleitung

Es wurde in den vorangegangenen Kapiteln bereits ausgeführt, dass der *Inhalt* der Kommunikation gewöhnlich sprachlich (also verbal) ausgedrückt wird, die *Beziehung* nichtsprachlich (nonverbal). In jeder Kommunikation, ganz besonders in jener am Sterbebett, werden Inhalte vermittelt und Beziehungen gestiftet.

Praxis

Bei jeder Pflegehandlung teilt das Pflegepersonal zweierlei mit:
- **eine inhaltliche Sachinformation und**
- **eine soziale Beziehung.**

Dabei bestimmt der Beziehungsaspekt den Inhalt, nämlich *wie* das, *was* mitgeteilt wurde, zu verstehen ist: Ob die Pflegenden den Sterbenden mögen, ihn in seinen Wünschen und Nöten verstehen, ob sie ihn ablehnen oder ob er ihnen gleichgültig ist.
Bevor auf kommunikative Möglichkeiten in der Sterbebegleitung eingegangen wird, ist es notwendig, einen Blick auf den Sterbeprozess eines Menschen zu richten. Jeder Mensch stirbt „seinen eigenen Tod". Dennoch kann das Sterben als prozesshafter Lebensvorgang begriffen werden, der in gewisser Weise für alle Menschen Gültigkeit besitzt: Das, *was* man auf der letzten Wegstrecke erlebt, teilt man bis zu einem gewissen Grad mit allen anderen Menschen. *Wie* man diesen Lebensabschnitt erlebt und was man daraus macht, bleibt allein der persönlichen Lebensgestaltung überlassen. Das hängt von den im Leben erworbenen Fähigkeiten und Fertigkeiten ab, aber auch von den Wertvorstellungen, Idealen und nicht zuletzt vom sozialen Umfeld.

3.6.1 Sterbephasen

Den wissenschaftlichen Arbeiten von Kübler-Ross liegt der Sterbeprozess als „Phasen-Modell" zu Grunde (vgl. Specht-Tomann u. Tropper 1998). Kübler-Ross hat den letzten Lebensabschnitt von Schwerkranken und Sterbenden in verschiedene Abschnitte, so genannte *Sterbephasen*, gegliedert:
- 1. Phase: Nicht-Wahrhaben-Wollen,
- 2. Phase: Auflehnung,
- 3. Phase: Verhandeln,
- 4. Phase: Depression,
- 5. Phase: Annahme.

Die einzelnen Sterbephasen können unterschiedlich ausgeprägt sein, müssen nicht immer in der beschriebenen Reihenfolge ablaufen und werden in ihrer Erscheinungsform stark von der Persönlichkeit des Patienten geprägt. !

Beim Sterbeprozess handelt es sich *nicht* um ein lineares Geschehen. Das heißt, die einzelnen Phasen machen sich auf gleichsam „verschlungenen Wegen" immer wieder bemerkbar und müssen wie in einem „Gefühlsrad" immer wieder, oft und oft durchlaufen werden, ehe ein Sterben in Frieden möglich wird. Für die Kommunikation bedeutet dies die schwierige Aufgabe, kleine und kleinste Impulse wahrzunehmen, Trauer und Aggression, Zorn und Wut, Tränen, aber auch gewagte Verhandlungsstrategien aushalten zu können. Manchmal dreht sich dieses Rad sprunghaft, erfolgt der Wechsel schnell und ohne jegliche Vorankündigung. Dann wieder scheint es, als sei der Mensch in einer Phase stecken geblieben, als könne nichts mehr in Bewegung gebracht werden. Die Stadien des Sterbens fließen ineinander, sind verwoben und eng miteinander verknüpft. Sie verdeutlichen letztendlich auch die Stadien des Wandels des Geistes, der Einstellung, der Gefühle.

Nicht wahrhaben wollen

Schock und Unglaube gehören zum ersten Fühlen. Die Welt, wie sie bekannt ist, ist auseinander gebrochen und es scheint nichts zu geben, an das man sich halten kann. In dieser Phase erleben Menschen einen tiefen Schock, einen bohrenden, inneren Schmerz, der in Wellen des Leids zum Ausdruck kommt. Sehr oft bestehen auch körperliche Begleiterscheinungen wie Schwitzen, rascher oder unregelmäßiger Pulsschlag, Unruhe, manchmal auch Übelkeit und Erbrechen. In dieser Phase sollten die, die den Sterbenden begleiten, abwarten, nicht mitagieren, aber die Person, so wie sie ist, ganz annehmen. Verdrängung ist hier „normal". Wenn man dieses Verdrängen akzeptiert, heißt das nicht, dass man es billigt – Widersprüche jedoch hätten keinen Sinn. Zwischen Empfindungslosigkeit und Überwältigung pendelt die Gefühlswelt des sterbenden Menschen.

Typische Äußerungen sind:

- Ich glaube es nicht!
- Ich bin starr vor Schreck.
- Eine große Ohnmacht erfasst mich.
- Ich bin wie gelähmt.

Auflehnung

In dieser Phase der aufbrechenden Emotionen haben Wut, Zorn, Traurigkeit, Freude, Angst und Ruhelosigkeit ebenso Platz wie Beschuldigungen gegen andere oder nicht eingestandener Zorn auf jemanden und Schuldgefühle. Diese Zeit der „negativen Emotionen" erfordert aktives Zuhören. Wenn der Patient nörgelt, unzufrieden und zornig ist, so darf dies nicht persönlich genommen werden. Es ist wichtig, dem sterbenden Menschen Raum zu geben, seine negativen Gefühle ausleben zu können.

Typische Äußerungen sind:

- Ich bin grenzenlos wütend!
- Ich traue keiner Menschenseele mehr!
- Warum straft mich Gott so?
- Alles macht mich verrückt!
- Wie ich euch alle hasse!

Verhandeln

Nur wenn man lernt, diesem verbitterten Menschen zu helfen, statt ihn zu kritisieren, wenn man lernt, seine Angst nicht als Kränkung der eigenen Person zu verstehen, dann wird es dem sterbenden Menschen möglich werden, in die dritte Phase einzutreten. Er verhandelt vielleicht mit Gott um eine Verlängerung seines zu Ende gehenden Lebens; er verspricht, sich zu bessern, wenn ihm nur weitere Leiden erspart bleiben; er möchte zuvor noch „sein Haus in Ordnung bringen", Spuren im Leben hinterlassen, später in guter Erinnerung bleiben. Neutrale Zuhörerschaft ist in dieser Phase gefragt, Hoffnungen dürfen nicht zerstört werden, der sterbende Mensch muss jedoch vor unrealistischen Illusionen bewahrt werden.

Typische Äußerungen sind:
- Wenn ich die Hochzeit meiner Tochter noch erlebe, spende ich einen großen Teil meines Vermögens der Kirche.
- Wenn ich am Wochenende nach Hause gehen darf, beuge ich mich allen Therapien und nehme meine Medikamente ein.
- Ich lasse jeden Sonntag eine Messe lesen, wenn ...

Depression

Der sterbende Mensch macht sich mit dem Gedanken an seinen Tod ernsthaft vertraut. Er zieht seine Lebensbilanz und blickt auf sein bisheriges Leben zurück, andererseits schaut er bereits voraus und sieht sich einer Fülle noch ungelöster Probleme ausgesetzt. Tiefe Traurigkeit und Depression befallen ihn. Derartige Angstzustände treten häufig nachts auf. Man sollte diesem Menschen wissen lassen, dass jeder ein Recht darauf hat, traurig sein zu dürfen, erst recht derjenige, der auf den Tod zugeht. Es wäre falsch, die Zeichen der Trauer zu verbieten, auch wenn es Tränen sind. Gefragt sind verständnisvolle Begleiter und Begleiterinnen, die mithelfen, die Ängste und Sorgen zu beruhigen und die Zeit für Gespräche und stilles Dabeisein anbieten.

Typische Äußerungen sind:
- Ich fühle einen tiefen Tränensee in mir.
- Ich habe begriffen, dass es bald aus sein wird mit mir.
- Ich habe keine Zukunft mehr.
- Ich habe Angst vor dem, was auf mich zukommt.

Annahme

Allmählich stellt sich ein Zustand der Ruhe und Friedlichkeit ein. Der sterbende Mensch hat in sein Schicksal eingewilligt und gibt häufig noch letzte Anweisungen und ordnet damit sein Vermächtnis. Diese letzten Wünsche sollen durchgeführt werden, um dem Sterbenden die Gewissheit zu verschaffen, dass er nicht in Vergessenheit gerät. Die letzte Lebensstufe ist nicht die Zeit der geschäftigen Hektik, sondern vielmehr eine stille und ruhige Zeit des einfachen Kontakthaltens von Mensch zu Mensch. Oft genügt es schon, schweigend beim Bett zu sitzen und die Hand des sterbenden Menschen zu halten. Da-Sein und Mit-Sein als letzte Lebensbegleitung.

Menschen in der letzten Lebensphase empfinden oft eine heitere Gelassenheit und wünschen sich, dass sie nach dem Tod nicht in Vergessenheit geraten.

Typische Äußerungen sind:
- Ich hoffe, jeden Tag, der mir noch bleibt, so intensiv wie möglich leben zu können.
- Der Tod ist nicht mein Feind, er ist mein Lehrmeister.

Dieser innere Weg des sterbenden Menschen mit der Abwehr, dem Zorn und Hader, der Depression und schließlich der Bejahung dreht sich immer wieder im Kreis, jede „Station“ wird mehrmals durchlaufen, bis weit zurückliegende Verluste, Kränkungen, Schwierigkeiten, dunkle Bilder aus der Vergangenheit, Trauer, Schmerz und Leid aufgearbeitet sind. Den Mittelpunkt des Rades bildet der

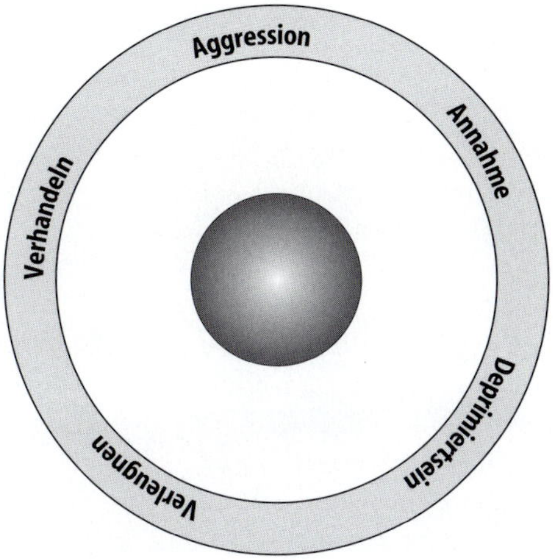

Abb. 3.24 Gefangen im Gefühlsrad – der Sterbeprozess

Mensch und daher ist der Prozessverlauf immer ein egozentrischer – der Patient allein bestimmt, wie oft und wie lange sich das Gefühlsrad dreht (Abbildung 3.24).

Schon in einem Vers aus dem Cherubinischen Wandersmann von Silesius (1657) heißt es:

> Nichts ist, was Dich bewegt,
> Du selbst bist das Rad,
> das aus sich selber läuft
> und keine Ruhe hat.

3.6.2 Sterbende begleiten

Schwerstkranke und Sterbende leben in einer sehr feinstofflichen Welt, sie sind hypersensibel für sprachliche und nonverbale Signale, sie beobachten ganz genau die Menschen um sie herum. Den nonverbalen Signalen der Kommunikation kommt in der Sterbebegleitung ganz besondere Bedeutung zu (Abbildung 3.25, 3.26).

Zu achten ist auf:

- Redeweise: Stimmqualität, Tonfall, Sprechtempo, Lautstärke, Stimmlage, Pausen und Sprachmelodie.
- Mimik und Gestik: drücken Gefühle aus.
- Geruch: „Ich kann dich nicht riechen" (z. B. bei Inkontinenz).
- Blickkontakt: sagt oft mehr über Nähe und Distanz aus als der Inhalt eines Gesprächs.

Die nonverbale Kommunikation vermittelt die innere Haltung des Helfers. Für ein Gespräch mit einem Schwerkranken oder Sterbenden gibt es hilfreiche Einstellungen und andere, die nicht hilfreich sind. Folgende Zusammenstellung gibt einen Überblick.

3

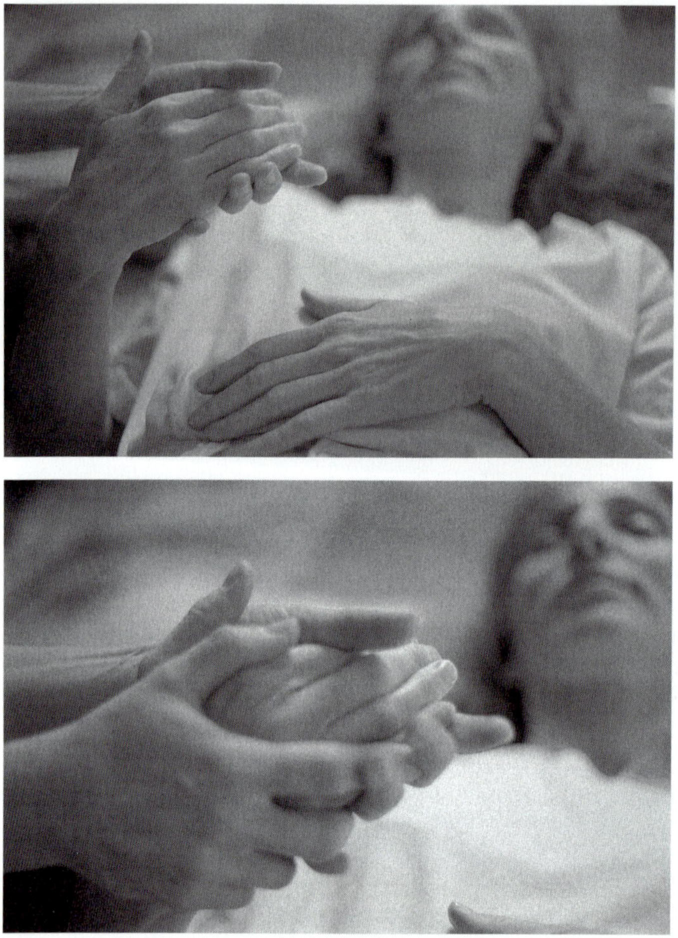

a

b

Abb. 3.25a,b Schwerstkranke und Sterbende leben in einer äußerst feinstofflichen Welt. Den nonverbalen Signalen kommt in der Sterbebegleitung ganz besondere Bedeutung zu

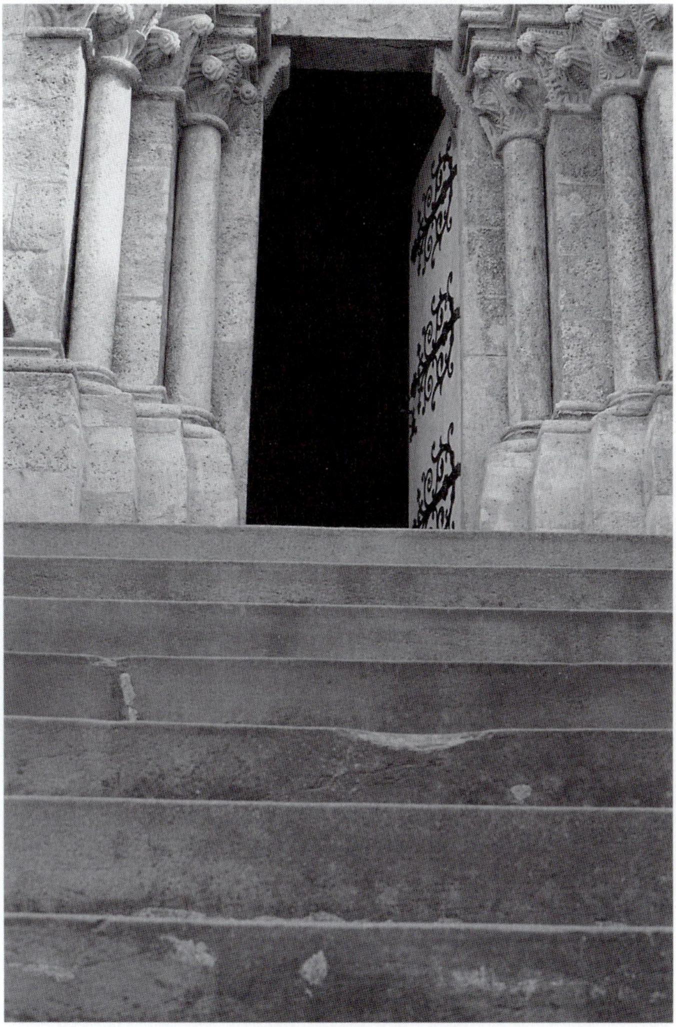

Abb. 3.26 Allmählich stellt sich ein Zustand der Ruhe und Friedlichkeit ein. Der sterbende Mensch hat in sein Schicksal eingewilligt

Hilfreiche innere Haltungen:
- Interesse,
- Achtung vor der Würde und dem Anderssein des anderen (wer kennt den anderen wirklich?),
- Respekt,
- Zuneigung,
- Aufmerksamkeit,
- echte Solidarität (auch ich werde eines Tages sterben).

Nicht hilfreiche innere Haltungen:
- Desinteresse,
- Zeitmangel und Unlust,
- Überforderung,
- Abneigung,
- Ekel,
- Ungeduld,
- Neugier.

Diese oben angesprochenen Gefühle zeigen sich am deutlichsten in der Sprache *ohne* Worte!

Als Helfer ist es sinnvoll, sich über eigene innere Haltungen Klarheit zu verschaffen. !

Die Rolle des Begleiters im Sterbeprozess ist eine *sparsame* Rolle, sie ist geprägt von Zurückhaltung. Allzu vieles Fragen macht in den letzten Lebenstagen und Stunden oft keinen Sinn mehr.

Sterbebegleitung besteht praktisch darin:
- dem Patienten eine oft letzte Chance zu geben, ehrlich und offen mit allen „ungeliebten" Gefühlen und Emotionen über sein Leben zu sprechen (Biografiearbeit),
- dem Patienten Zeit und Raum zu ermöglichen, über seine Gefühle der Trauer, Unsicherheit, Angst, der Auflehnung und Verlassenheit etc. zu sprechen,
- dem Patienten ehrlich und offen zu begegnen,
- dem Patienten die Wahrheit zu sagen, die er im Stande ist zu ertragen und dadurch ein Klima des Vertrauens zu schaffen.

Wichtig ist dabei:
- Aktives Zuhören: Hinhören, Einfühlen und Verstehen schaffen Nähe und Begegnung, die Hilfe ermöglicht.
- Gefühle wie Wut, Zorn, Trauer zulassen: Gefühle sind Informationen, die tief aus dem Inneren des Menschen kommen.
- Klar sein, Zeit und Ruhe haben: In allen Gesten, Gefühlen und Worten Klarheit schaffen, damit der Sterbende weiß, woran er ist.
- Selbst loslassen können: Abschiednehmen und Loslassen sind Lebensthemen vor allem für die Begleiter. Der Sterbende darf nicht fest gehalten werden.
- Schweigen aushalten können: Tagesaktivitäten und Alltagserlebnisse haben an Sterbebetten häufig keinen Platz mehr. Hier geht es nur darum, Nähe

und Geborgenheit zu vermitteln durch Berührung, Handhalten und stilles Dabeibleiben.

In der verbalen Kommunikation mit Sterbenden ist man sehr häufig mit „Signalen" konfrontiert – es geht also um die Signalsprache der Sterbenden. Hinter den Aussagen: „Ich glaube, ich habe es geschafft!" oder „Meine arme Frau!" oder „Ich weiß, dass ich bald sterben muss.", verbergen sich häufig ganz andere Probleme, die der sterbende Mensch mit jemandem besprechen möchte.

Auf solche oder ähnliche Aussagen kann man als Begleiter nachfragend (nicht ausfragend) und vertiefend antworten:

- Wie soll ich das verstehen?
- Was möchten Sie mir damit sagen?
- Ich habe Sie gut verstanden. Haben Sie das auch wirklich so gemeint?
- Was soll/kann ich für Sie tun?

Das Gesagte immer wieder *zusammenzufassen* und zu *wiederholen* ist eine gute Alternative, wenn man keine Antworten geben kann. Auch nach dem *Extrem* zu fragen (z. B. „Haben Sie schon einmal eine so schreckliche, schmerzvolle Zeit erlebt?") öffnet häufig die Tür zu Gesprächen über eine lange, schwierige Lebensgeschichte oder zu Emotionen, die tief im Inneren verkapselt, endlich an die Oberfläche gelangen können.

Der Schlüssel für einen positiven Zugang zum sterbenden Menschen kann vor allem in folgenden Kommunikationsmerkmalen liegen:

- Einfachheit im Sinne einer Signalreduktion.
- Sicherheit im Sinne eines eindeutigen und verlässlichen Feedbacks.
- Redundanz im Sinne immer wiederkehrender, gleich bleibender Informationen.

Sterbebegleiter und -begleiterinnen sind keine Besserwisser, haben nicht immer eine Antwort auf Fragen parat und wissen nicht über alles Bescheid. Sie müssen aus ehrlicher Solidarität heraus handeln und in eine Beziehung zum Kranken treten, um ehrliche Gespräche zu ermöglichen. Der Sterbende muss daraus selbst den Mut schöpfen, sich mit seinen Problemen auseinander zu setzen, damit er letzten Endes seinen eigenen Tod sterben kann.

Einfachheit, Sicherheit und Redundanz helfen dem sterbenden Menschen, eine Orientierung zu finden und seine Angst zu minimieren! !

Bitten eines Sterbenden an seine Begleiter

» Laß mich in den letzten Stunden meines Lebens nicht allein.
Bleibe bei mir, wenn mich Zorn, Angst, Traurigkeit und Verzweiflung heimsuchen, und hilf mir, zum Frieden hindurch zu gelangen.
Denke nicht, wenn du ratlos an meinem Bett sitzt, daß ich tot sei. Ich höre alles, was du sagst, auch wenn ich meine Augen geschlossen halte.
Sage jetzt nicht irgend etwas, sondern das Richtige. Das Richtige wäre, mir zu sagen, was es mir nicht schwerer, sondern leichter macht, mich zu trennen. So vieles, fast alles, ist jetzt nicht mehr wichtig.
Ich höre, obwohl ich schweigen muß und nun auch schweigen will.

Halte meine Hand. Ich will es mit der Hand sagen. Wische mir den Schweiß von der Stirn. Streiche meine Decke glatt. Wenn nur noch Zeichen sprechen können, so laß sie sprechen.
Dann wird das Wort zum Zeichen. Klage nicht an, es gibt keinen Grund. Sage Danke.
Laß mein Sterben dein Gewinn sein. Lebe dein Leben fortan etwa bewußter. Es wird schöner, reifer und tiefer, inniger und freudiger sein, als es zuvor war, vor meiner letzten Stunde. (Igsl, o.J.) «

3.7 Gedanken zum Thema angewandte Kommunikation: Literatur, Texte, Fallbeispiele

3.7.1 Kommunikation – ein Spiegel unserer Lebensgeschichte: Spuren der Vergangenheit, Sprache der Gesten, Zauberkraft der Berührungen

einwiegen

wenn du
meinen kopf
so unterfasst
mit deinen händen
ist es mir
als wiegte mich
meine mutter
in den schlaf
(Mittlinger 1998)

Kommt einer von Ferne

Kommt einer
von ferne
mit einer Sprache
die vielleicht die Laute
verschließt
mit dem Wiehern der Stute
oder dem Piepen
junger Schwarzamseln
oder
auch wie eine knirschende Säge
die alle Nähe zerschneidet –
Kommt einer
Von ferne
mit Bewegungen des Hundes
oder

vielleicht der Ratte
und es ist Winter
so kleide ihn warm
kann auch sein
er hat Feuer unter den Sohlen
(vielleicht ritt er auf einem Meteor)
so schilt ihn nicht
falls dein Teppich durchlöchert schreit –
Ein Fremder hat immer
seine Heimat im Arm
wie eine Waise
für die er vielleicht nichts
als ein Grab sucht.
(Sachs 1969, S. 36)

Abends frag ich meine Mutter

Abends frag ich meine Mutter
Heimlich nach dem Glockenläuten,
wie ich mir die Tage deuten
und die Nacht bereiten soll.
Tief im Grund verlang ich immer
Alles restlos zu erzählen,
in Akkorden auszuwählen,
was an Klängen mich umspielt.
Leise lauschen wir zusammen:
Meine Mutter träumt mich wieder,
und sie trifft, wie alte Lieder,
meines Wesens Dur und Moll.
(Bachmann 1978, S. 20)

» Es geht um ein kleines Spiel. Wie viele Hände liegen auf dem Rücken, oder wie legst du die Hand auf meinen Rücken? Es ist wichtig, daß man den anderen etwas von sich spüren oder entdecken lassen kann. Das bedeutet nicht, etwas vorzuspielen und zu sagen: „Das ist falsch" oder „Das hast du nicht gemerkt, das hast du nicht gesehen."(...)Wie lege ich die Hände auf den anderen, was merke ich von dem anderen, was tut mir das, daß er seine Hände auf mich legt? Die Hand auf den anderen zu legen, muß nicht unbedingt heißen, daß man den anderen gleich behandelt und in Ordnung bringt. Ich habe einfach bemerkt, daß die Menschen Berührung brauchen, daß einer den anderen berührt oder auch mit den Händen umfaßt. Die Hände geben dem Menschen eine zusätzliche Dimension der Beziehung. (Goldberg 1995, S. 29) «

» Man mußte ihn nicht zum Singen auffordern, es war ihm so natürlich, daß er mitten im Gespräch ein Lied begann, er berief sich auf Lieder, sie waren seine Zitate. (Canetti 1993, S. 75) «

3

ganz ohr

deine ohrmuschel
vergrößere ich
mit meiner hand
hörst du
das meeresrauschen
den elfensang
den lärm der stille
die sphärenmusik
(Mittlinger 1998, o. S.)

» Berührung ist immer gegenseitig. Wir können sehen, ohne gesehen zu werden und so mit allen Sinnen. Aber niemand kann berühren, ohne berührt zu werden. Daher kommt die Ehrfurcht, die echter, wacher, dankbarer Berührung eignet. (Steindl-Rast 1988, S. 74) «

deine sprechenden Hände

deine hände
so sanft
umschließen sie
meinen Kopf
deine wärme
durchströmt mich
die schmerzen
lassen nach
nimm sie nicht weg
deine hände
berühre ich
sie zeigen mir
du magst dich
weil sie mich
so achtsam umfassen
deine hände
sagen mir wie wertvoll ich bin
(Mittlinger 1998)

3.7.2 Gespräche gegen das Vergessen: „Bleibe bei mir, auch wenn ich alt und verwirrt bin“

die fotos vergilbt

die fotos vergilbt
die tonbänder gelöscht
die bücher vergriffen
wer
erinnert sich meiner
verweht die fußspuren
verwittert die markierungen
verwachsen die steige
in dir
verliert sich
mein weg
(Mittlinger 1989, S. 89)

» Michaela bietet mir ihre Vorfahren an. Meine Gier nach ihren Erinnerungen schockiert mich. Liebe nährt sich von den Proteinen der Details, saugt Tatsachen bis aufs Mark aus; genau so, wie es keine Allgemeinheit des Körpers gibt, jedes einzelne Glied spricht, bis das Stimmengewirr zu einem einzigen Aufschrei wird... Ich beuge mich auf dem Sofa vor, sie sitzt auf dem Boden, zwischen uns der kleine Tisch. Es ist wie eine Absolution, ihr einfach zuzuhören. Aber ich weiß, daß meine Scham zum Vorschein käme, wenn sie mich berührte, sie würde meine Häßlichkeit erkennen, mein schütteres Haar, die Zähne, die nicht meine eigenen sind. Sie wird an meinem Körper die schrecklichen Dinge sehen, die mich gezeichnet haben. (...) Aber sie legt die Wange – ist das nur Mitleid? – weicher sonnengewärmter Pfirsich – in meine kalte Handfläche. (Michaels 1997, S. 220) «

Etwas zu beenden

Etwas zu beenden
was nicht zu beenden ist
weil es immer da sein wird
etwas zu unterdrücken
was nicht zu unterdrücken ist
weil es immer wieder hochkommen wird
etwas verstehen zu wollen
was nicht zu verstehen ist
weil es nur noch verrückt sein kann
etwas zu fühlen
was nicht mehr fühlbar erscheint
weil es so stark geworden ist
ich bin verwirrt
(Tropper 1998)

Josefa M. – die Beschuldigerin

» Josefa M. lebte bereits seit sieben Jahren im Städtischen Altersheim. Sie wurde von ihrem Sohn dorthin gebracht, als sie ihre Wohnung nicht mehr in Ordnung halten konnte und häufig vergaß, die Herdplatten abzuschalten. Die gepflegte und adrette Frau hatte in den letzten zehn Jahren begonnen, ihr Äußeres zu vernachlässigen. Dies geschah, nachdem ihr Mischlingshund Mirko von einem Auto überfahren worden war. In den letzten Monaten ihres Heimaufenthaltes hatte sich ihr Zustand rapid verschlechtert. Sie ließ sich nicht waschen noch frisch anziehen. Was aber für das Pflegeteam am schlimmsten war: sie hortete Lebensmittel und versteckte sie in ihren Schubladen, im Nachtkästchen oder im Kleiderspind. Diese Möbelstücke bewachte sie wie einen kostbaren Schatz, und so konnten die verfaulten und übel riechenden Lebensmittel nur unter Androhung durch die Pflegekraft und unter lautem Geschrei durch Josefa M. entfernt werden. Sie beschimpfte und beschuldigte das Personal und war auch Besuchern gegenüber äußerst aggressiv.

Die Patientin war 89 Jahre alt und hatte ein hartes Leben hinter sich. Aus ihrer Biografie geht hervor, dass ihr Mann Selbstmord verübte und sie ihren Sohn allein großziehen musste. Sie verdiente sich ihr Geld durch harte Arbeit auf Bauernhöfen. Hunger und die Sorge: wie überlebe ich gemeinsam mit dem Kind den nächsten Tag, wurden zum einprägsamen „Lebensgefühl" für diese Frau. Wenn sie also heute Nahrungsmittel hortet, so lebt sie vielleicht wieder in dieser schwierigen, schlechten Zeit.

Nachdem alle verbalen und nonverbalen Kommunikationsmethoden nichts fruchteten, jedes Bitten und Betteln, doch die verdorbenen Nahrungsmittel herauszugeben, nur noch mehr Aggression und Ablehnung bei Josefa M. auslösten, wurde ein unkonventioneller Weg eingeschlagen. Das Pflegepersonal trat mit ihr in eine Art von Tauschhandel. „Gib du mir dein Brot, gebe ich dir meines" – diese Vorgangsweise ist altgedächtnisgeprägt (Erinnerung an die eigene Schulzeit, wo die Brote oder Semmeln getauscht wurden) und funktionierte bei ihr wunderbar. Josefa tauschte die gehorteten Nahrungsmittel gegen frische um, wurde viel ruhiger und nach einigen Wochen auch kontaktfreudiger. Sie sprach plötzlich gerne, auch von ihrer harten Lebensgeschichte und mit der Zeit versteckte sie immer seltener Speisen und Getränke. Gleichzeitig konnte auch die Berufszufriedenheit des Pflegepersonals erhöht werden, da sie sich nun nicht mehr durch die Anschuldigungen und das Verhalten der alten Frau belastet fühlen mussten. Das alte, ausgleichende Gesetz des „Gebens und Nehmens" zeitigte damit Erfolg. (Tropper 1999) «

Die Geschichte vom Mann, der sich nicht setzen wollte

» Es gab da einen Mann, der immer auf und ab ging, hin und her. Er lehnte es ab, sich zu setzen. Er schlief entweder in seinem Bett oder marschierte durch die Räume. Er wollte sich auch nicht an den Tisch setzen, um zu essen. Das Pflegepersonal und die Heimleitung hatten damit ein großes Problem, denn wenn es 11.30 Uhr war, sollten alle noch gehfähigen Patienten und die Rollstuhlfahrer an den Tischen im Speisesaal Platz genommen haben, um ihr Mittagessen zu bekommen. Das selbe Ritual fand jeden Tag um 17 Uhr für das Abendessen statt. Nicht so für den Mann, der immer auf- und abgehen musste. Die Schwester rief ihn, redete ihm gut zu, lief hinter ihm her, versuchte ihn mit allerlei Versprechungen in den Speisesaal zu locken. Doch der Mann gab weder eine Antwort, noch zeigte er sich kooperativ. Eine Möglichkeit wäre nun, den Mann an einem Stuhl festzubinden und ihn durch Füttern zum Essen zu zwingen. Die andere Möglichkeit besteht darin, einen Tisch in einer Ecke des langen Ganges aufzustellen. Für diese Lösung entschied sich das Pflegeteam. Wann immer ihn sein Weg an dem Tisch vorbeiführte, nahm er einen Löffel Suppe oder eine Gabel Fleisch. So aß der Mann wenigstens ein wenig und alle waren zufrieden, am meisten aber der Mann, der sich nicht setzen wollte. (Tropper 1999) «

3.7.3 Wenn es Zeit ist, zu gehen: Worte und Berührungen am Ende des Lebens

Was werden wir sein

Was werden wir sein
in hundert Jahren?
Der Erde vermählt und Gott anvertraut,
zwei Hände voll zärtlichem Staub.
(Busta 1985, S. 87)

dein haar

wenn ich deinen kopf
in meine hände nehme
sind es deine haare
die mich berühren
strähnig vom schweiß verklebt
den schmerznächten ausgeliefert
riech ich deine todesangst
blond bist du
kohlrabenschwarz
feuerrot silbern durchzogen
dein haar so weiß
unter der färbung nachwachsend
in seiner altersfarbe
schütter kahle flecken

büschelweise geht es dir aus
dein haar erzählt mir von dir
ganz zart streiche ich dir
über den ansatz
magst du das
ich will dir nicht zu nahe treten
wer mag es dir leidenschaftlich
zerwühlt haben
dein erotisierendes Haar
ob du geschnurrt hast katzengleich
hast du dich den streichelnden händen
unersättlich nachgestreckt
dein fettiges haar
ich werde es dir waschen
wie es jetzt duftet
jetzt mögen meine hände
dein haar
ich weiß
jetzt fühlst du dich
nicht mehr nackt vor mir.
(Mittlinger 1998)

Lieder von einer Insel

Wenn einer fortgeht, muß er den Hut
mit den Muscheln, die er sommerüber
gesammelt hat, ins Meer werfen
und fahren mit wehendem Haar,
er muß den Tisch, den er seiner Liebe
deckte, ins Meer stürzen,
er muß den Rest des Weins,
der im Glas blieb, ins Meer schütten,
er muß den Fischen sein Brot geben
und einen Tropfen Blut ins Meer mischen,
er muß sein Messer gut in die Wellen treiben
und seinen Schuh versenken,
Herz, Anker und Kreuz,
und fahren mit wehendem Haar!
Dann wird er wiederkommen.
Wann?
Frag nicht.
(Bachmann 1978, S. 133)

Laß mich in deine Hände fallen

Vater, ich falle in Deine Hände!
Ich falle ins Nichts
Und erfahre die Fülle.
Ich falle in Deine Hände!
Sie sind weit wie das Meer,
weit wie das All!
Deine Hände sind mein Zuhause.
Daheim, das die Mauern
nicht kennt.
Niemand kann mich verstoßen
aus der Heimat Deiner Hände!
Und stirbt ein Mensch, den ich liebte,
sinkt er in Deine Hände
und ist geborgen in Dir.
(Gutl 1997, S. 118)

Die Ältesten sagen

» Die Ältesten sagen: Es gibt eine Zeit, um geboren zu werden; eine Zeit, um zu lernen, um geliebt zu werden.
Und dann, sagen die Ältesten: Es gibt eine Zeit, um sich zu verheiraten; eine Zeit, um Kinder zu haben; eine Zeit, um Kinder zu erziehen und sich an ihnen zu erfreuen.
Und dann, sagen die Ältesten: Es gibt eine Zeit, um ein erfülltes Leben zu leben; eine Zeit, um alt zu sein; eine Zeit, um umsorgt zu werden; eine Zeit, um sich an den Enkelkindern zu erfreuen – nämlich dann, wenn man seinen Teil zum Leben beigetragen hat.
Und dann, sagen die Ältesten, gibt es eine Zeit, um zu sterben. Und dies sind die vier Lebenspfade. Jeder von uns wird sie gehen. Dies sind die Pläne für das Leben hier auf dieser Erde. Und diese Dinge sind heilig. (Dashee 1996, S. 136) «

Am Abend eines Lebens

Am Abend eines Lebens werden die großen und wichtigen Dinge klarer,
so wie in der Landschaft die Linien klaren werden.
Unsere Waage wird zuverlässiger und gerechter,
und sie wird auch milder.
Und milder wird auch die Trauer um die große Erkenntnis,
daß wir aufhören müssen, Mensch zu sein, gerade in dem Augenblick,
in dem wir begonnen haben, es zu werden.
(Wiechert o.A.)

Die sterbende Rosa

» Ich besuchte Rosa sieben Wochen lang, die letzten sieben Wochen vor ihrem Tod. Mehr als ein halbes Jahr lag sie bewegungslos wie ein Embryo im Mutterleib in dem großen, weißen Krankenhausbett. Sie war völlig abgemagert und ihr Rückgrat zeichnete sich unter der Decke ab, wie bedrohliche Höcker eines vorzeitlichen Drachens. Alles an ihrem Körper war gekrümmt und verkrampft, das Kinn presste sie fest an ihr Brustbein, ihre knochigen Finger umklammerten die Schulter. Ihre Augen hielt sie geschlossen, die weißen Haare hingen kraftlos vom Kopf. Es war ein trauriger Anblick. Die Schwestern gaben sich bei der Pflege besondere Mühe, damit sich die Frau nicht wund lag, sie reinigten die geschlossenen Augenlider, die jeden Morgen verkrustet und verklebt waren. Rosa hatte schon seit Wochen keinen einzigen Ton mehr gesprochen, man hörte auch ihren Atem kaum. Rosa war 95 Jahre alt. Sie hatte keine Kinder (die einzige Tochter ist schon vor Jahrzehnten an Krebs gestorben) und auch sonst keine Verwandten mehr. Vor ihrem Krankenhausaufenthalt hatte sie fünfzehn Jahre im Altersheim verbracht, sie war einsam und verbittert gewesen.
Als erstes beobachtete ich die Schwestern bei der Pflege und beim Wechseln der Laken. Sie redeten über das Wochenende und eine geplante Fahrt nach Italien, sie plauderten miteinander und verrichteten die Pflegemaßnahmen einfach so nebenher. Mehr Routine und wenig Qualität in der Einzelbetreuung. Ich sprach die beiden an und bat sie, doch Rosa anzusprechen, bevor sie sie berührten. Zuerst erntete ich nur verdutzte Blicke. Als ich sie fragte, wie sie sich wohl fühlen würden, wenn sie an Rosas Stelle in diesem Bett lägen und was sie sich für sich selbst wünschen würden, da hielten sie inne und begannen sich gezielt der alten Frau zuzuwenden. Sie nannten sie beim Namen und durch die Konzentration auf jede Handlung wurden die Handgriffe zärtlicher und bewusster. Sie reinigten auch vorsichtig ihre verkrusteten Augen und berührten Arme und Kopf. Die wirren, weißen Haarbüschel wurden sorgfältig und zart mit einer Bürste nach hinten gekämmt.
Als Nächstes tat ich mir selbst etwas Gutes. Da die Luft im Zimmer unangenehm war und ich sehr geruchsempfindlich bin, nahm ich eine kleine Duftlampe mit und wählte Orangenöl aus. Ich konnte Rosa zwar nicht befragen, aber ich hoffte sehr, dass auch ihr der zarte Orangengeruch gut tat.
Ich setzte mich jedes Mal langsam und vorsichtig an ihr Bett und sprach mit leiser, klarer Stimme: „Guten Tag, ich heiße Doris Tropper. Ich bin gekommen, um Sie zu besuchen." Nach diesem Einleitungsritual nahm ich sanft ihre kleine, starre Hand, berührte die Finger, Fingerkuppen, später die Arme und den Rücken. Diese Berührungen wurden von mir langsam und konzentriert ausgeübt, zwischen dem ersten Handhalten und der Rückenmassage lagen zehn Tage. Ich selbst wollte mir sicher sein in dem, was ich tat und wie ich es tat und ich wollte Rosa auch die Möglichkeit geben, sich an mich zu gewöhnen. Die Berührungen waren begleitet von Geschichten, die ich ihr erzählte: kleine Alltagsepisoden, etwas über meine Kinder, eigene Kindheitserinnerungen. Ich sprach von Farben und Formen, von Lebendigem und Neuem. Für ihre Fußsohlen organisierte ich zuerst ein Fell, spä-

ter nahm ich auch eine weiche Bürste, unterschiedliche Stoffe und Materialien, ja sogar Holz mit, um ihr Sinneseindrücke zu vermitteln.
Auch Musik setzte ich ein, zuerst versuchte ich es mit klassischer Musik. Dabei fiel die Wahl immer auf Komponisten, die ich selbst sehr gerne mag: Beethoven, Tschaikowsky, auch Mozart und Vivaldi. Von einer anderen, fast gleichalten Bewohnerin und Zimmernachbarin aus dem Altersheim bekam ich Musikkassetten, die diese Frau gerne hörte – es waren alte Lieder und Schlager. Auch diese Stücke brachte ich Rosa zu Gehör. Manchmal summte ich ganz nahe an ihrem Gesicht alte Kinder- und Wiegenlieder, wenn ich den Text nicht mehr wusste, so nur die Melodie. Dabei versuchte ich leichte, wiegende Bewegungen.
Mit der Zeit wurde ihr zusammengesunkener und unbeweglicher Körper etwas geschmeidiger. Ich habe auch wahrgenommen, dass die flache Atmung etwas tiefer wurde, was das Pflegepersonal mir allerdings in Abrede stellte. Die Berührungen, auch das In-den-Arm-Nehmen und Wiegen lösten vielleicht Ur-Erinnerungen bei Rosa aus: an die Umarmung der Mutter, die Liebkosung durch den Liebhaber, ihre kleine Tochter.
Wenige Stunden vor ihrem Tod öffnete sie ihre Augen. Eine Schwester und eine Pflegehelferin waren an ihrer Seite, hielten ihre Hand und streichelten sie, bevor Rosa starb. Die tiefen Erfahrungen, die ich – aber auch das gesamte Pflegeteam – in dieser Begleitung gemacht hatten, wurden zwei Tage später bei einem langen, gemeinsamen Frühstück auf der Pflegestation ausgetauscht. Es war ein schönes „Abschiednehmen/Abschiedsgespräch“ von Rosa für uns. Und es war ein strahlendschöner Spätsommertag, der uns, die wir weiterleben, erwartete. (Tropper 1999) «

Die Fassade

Stück für Stück
abgerissen
enthüllte
den wahren
Menschen
der sich
versteckt hatte
unter der Maske
Sie währte nicht lange
die Wahrheit
Der Mensch
hatte verlernt
mit seinem
wahren Ich
zu leben
Er brauchte
die Maske
Deshalb starb er
als Fremder

und nicht
als er selbst
Die Erkenntnis
kam
beim letzten Blick
in den
Spiegel
(Tropper 1998, o. S.)

Begegnung mit der Welt des Todes: Der Weg ins Licht

» An einem dunklen Dezemberabend näherte ich mich dem Gelände des Krankenhauses. Hinter verschlossenen Fenstern leuchtete da und dort ein goldener Adventstern. Lichter drangen ins Dunkel, Patienten richteten sich für die Nacht, abendliche Stille. Nur die Schritte der Schwestern, Geräusche sich öffnender und schließender Türen, Wortfetzen aus den Schwesternzimmer durchbrachen die Stille, eine Stille, die einen unwirklichen Eindruck hinterließ. Ich war auf dem Weg zu Kurt M. Er war jung. Und er lag im Sterben. In den vergangenen Wochen hatten wir viele Gespräche geführt über seine Krankheit, seine Familie, die Kinder, über Abschiednehmen... und immer wieder über das LEBEN!

Ich ging durch lange Gänge, vorbei an vielen weißen Türen, atmete den Geruch von Sauberkeit und Desinfektionsmittel, sah ernste Gesichter hinter Glastüren verschwinden. Vieles ging mir durch den Kopf, es war schwer, den Alltag draußen vor der Tür zu lassen und sich auf die Begegnung mit einem Sterbenden einzustellen. Ich näherte mich dem Zimmer von Kurt. Als ich die Tür eine Spalt weit aufmachte, drangen auch aus dem Krankenzimmer dunkle Geräusche an mein Ohr.

Ich trat ein. Kurt saß in seinem Bett, zur Seite gerutscht, mit nach vorne gerichteten weit aufgerissenen Augen. Sein Bart war voller Brotkrümel, seine Bettdecke verrutscht. Aus seinem Mund drangen verzweifelte, ängstliche Töne und mit der einen Hand versuchte er etwas zu vertreiben, das ihn zu bedrohen schien. In äußerster Aufregung stieß er nur schwer verständliche Laute und Wortfetzen hervor. Ich näherte mich vorsichtig seinem Bett, sprach ihn an und wartete bis er meinen Blick erwiderte. „Guten Abend, Kurt, weißt du wer ich bin?“ Pause – langsames Ruhigerwerden – Blickkontakt. „Ja, die Monika.“ Nach einigen Minuten des ruhigen Schauens erhebt Kurt mit einem Mal wieder seine verängstigte Stimme und deutete nach vorne. „Bitte, nimm ihn weg, gib ihn weg. Schnell. Schnell. Weg, Weg!“ „Was soll ich weggeben?“ „Ihn“ „Ihn?“ „Ja, den da, da ist er und will mir was tun. Er will mir Böses antun!“ „Kurt ich kann niemanden sehen, sag mir was du siehst, erklär's mir.“ „Da, da ist ein Mann, der mir Böses will, der uns allen Böses antun will, da, der schwarze, dunkle ... Er wird uns vernichten, mich, dich und alle ... gib ihn weg!“ „Kurt, meinst du das Böse, das es auf der Welt gibt?“ „Ja, ja das ist es, das Böse, tu's weg, da ist er und will mir Böses tun!“ „...“

Ich hatte den Wunsch, etwas Abstand zu bekommen, mich selbst zu sammeln, so versuchte ich die reale Ebene des momentanen Erlebens anzusprechen. „Kurt, ich werde jetzt die Tür zum Badezimmer zumachen, dann helfe ich dir, damit du besser sitzen kannst, die Brösel werde ich auch wegmachen und dann können wir weiterreden."

Ich habe die Tür zum Badezimmer geschlossen.

Kurt wurde ruhiger, lehnte sich zurück, half – so gut er konnte – sich gerade zu setzen und etwas „Ordnung" in sein Bett zu bekommen. Plötzlich sagte er: „Ich habe so viele Wege und ich weiß nicht, welchen ich nehmen soll." „Es gibt viele Möglichkeiten" „Ja." „ Wie sollte denn dein Weg ausschauen? Soll er schmal sein oder breit, soll Moos auf ihm wachsen oder soll er steinig sein, sollen Bäume da sein, soll er dunkel oder hell sein...?" Kurt hörte aufmerksam zu, lehnte sich in sein Kissen zurück, schloss die Augen und sprach dann langsam und deutlich: „Breit soll er sein, der Weg. Breit und am Ende soll viel Licht sein. Ja. Das ist es!" Er suchte meine Hand, drückte sie und sagt: „Komm, gehen wir." „Nein, Kurt, ich kann da nicht mit dir gehen. Ich kann dich hin begleiten – aber gehen musst du diesen Weg allein." „Allein?" „Ja." „Es ist ein breiter Weg und es ist Licht und ich gehe ihn." „ Ja, er ist breit und das Licht wartet auf dich." „Ich muss keine Angst haben." „Nein, es ist gut so." „Ja und so friedlich." „Ja ..." Kurt schließt erneut die Augen, atmet gleichmäßig und gelöst. Er hält meine Hand – aber nicht mehr fest, sondern scheinbar nur, um in Kontakt zu sein.

Das war das letzte mit Worten geführte Gespräch zwischen Kurt und mir, zwei Tage vor seinem Tod. All der Schrecken und die Panik, die zum Zeitpunkt meines Kommens noch in sein Gesicht geschrieben und in seine Stimme gelegt waren, haben sich verwandelt. Eine sanfte Ruhe ging von Kurts Gesicht aus. Er war eingeschlafen. (Specht-Tomann 1999) «

im sterben

auf der bettdecke
zerrt deine hand
eine vogelkralle
an den falten
was willst du glätten
was soll ungeschehen sein
lass es gut sein
bete ich mit dir
(Mittlinger 1998, o. S.)

Literatur

Aitmatow T (1974) Der weiße Dampfer. Suhrkamp, Frankfurt/M.

Argyle M (1972) Soziale Interaktion. Kiepenheuer & Witsch, Berlin

Argyle M, Trower P (1981) Signale von Mensch zu Mensch. Die Wege der Verständigung. Beltz, Weinheim

Bachmann I (1978) Werke Bd. 1. © Piper Verlag GmbH, München

Berne E (1969) Spiele der Erwachsenen. Rowohlt, Reinbek/Hamburg

Böhm E (1996) Alte verstehen. Grundlagen und Praxis der Pflegediagnose. Psychiatrie Verlag, Bonn

Brandt B (1991) Sitzen – Schweigen – Hören. Grünewald, Mainz

Brockhaus Enzyklopädie (1990) Band 12, F. A. Brockhaus, Mannheim

Buijssen H, Hirsch R. (Hrsg) (1997) Probleme im Alter. Beltz, Weinheim

Burkhard G (1993) Das Leben in die Hand nehmen. Freies Geistesleben, Stuttgart

Burmeister A, Monte T (1998) Heilende Berührung. Droemer Knaur, München

Busta C (1985) Inmitten aller Vergänglichkeit. © Otto Müller Verlag, Salzburg

Busta C (1995) Der Atem des Wortes. Otto Müller, Salzburg

Canetti E (1993) Gesammelte Werke Band 8: Die Fackel im Ohr. Lebensgeschichte 1921–1931. © Carl Hanser Verlag, München – Wien

Caruso I (1972) Soziale Aspekte der Psychoanalyse. Rowohlt, Reinbek/Hamburg

Cohn R (1992) Von der Psychoanalyse zur Themenzentrierten Interaktion. Klett-Cotta, Stuttgart

Cooper D (1971) Psychiatrie und Anti-Psychiatrie. Suhrkamp, Frankfurt/M.

Das Poesiealbum (1980) Insel, Frankfurt/Main

Dashee A (1992) Die Ältesten sagen. In: Kaiser R (Hrsg) Die Erde ist uns heilig. Herder, Freiburg

Davis P (1994) Die Kraft der Berührung. Waldthausen, Ritterhude

Dornes M (1994) Der kompetente Säugling. Die präverbale Entwicklung des Menschen. Fischer, Frankfurt

Dornes M (1997) Die frühe Kindheit. Entwicklungspsychologie der ersten Lebensjahre. Fischer, Frankfurt

Ebert A, Godzik P (Hrsg.) (1993) Verlaß mich nicht, wenn ich schwach werde. EB, Hamburg
Egan G (1996) Helfen durch Gespräch. Beltz, Weinheim
Eichendorff J v (1977) Gedichte. Insel, Frankfurt
Eliacheff C (1994) Das Kind, das eine Katze sein wollte. Kunstmann, München
Enzensberger H M (1975) Allerleirauh. Insel, Frankfurt/M.
Erikson E H (1973) Identität und Lebenszyklen. Suhrkamp, Frankfurt
Erikson E H (1965) Kind und Gesellschaft. Stuttgart
Ernst H (1993) Die Weisheit des Körpers. Kräfte der Selbstheilung. © Piper Verlag GmbH, München
Feil N (1993) Ausbruch in die Menschenwürde. Altern & Kultur, Wien
Feldmann L (1989) Leben mit der Alzheimer-Krankheit. Piper, München
Flittner A (1963) Wege zur pädagogischen Anthropologie. Heidelberg
Fortmann H H (1997) Es war getan fast eh' gedacht. Lyrik von Eichendorff. http://www.homes.cls.net/fortmann/index.htm.
Four Guns (1992) I have spoken. In: Kaiser R (Hrsg.) Die Erde ist uns heilig. Herder, Freiburg
Frankl V (1995) Der unbewußte Gott. Dtv, München
Frankl V (1997) Der Mensch vor der Frage nach dem Sinn. Piper, München
Fried E (1979) Liebesgedichte. Verlag Klaus Wagenbach, Berlin, NA 1996
Fröhlich A (o. J.) Basale Stimulation. Seminarmitschrift
Furtmayr-Schuh A (1990) Das große Vergessen. Die Alzheimer-Krankheit. Kreuz, Stuttgart
Goldberg M (1997) Die Migo-Geschichten. Sanduhr Selbstverlag, Berlin
Goldberg M (1995) Eine Minute warten. Verlag für pädagogische Medien, Hamburg
Gordon T (1972) Familienkonferenz. Rowohlt, Reinbek/Hamburg
Green H (1991) Bevor du liebst. Aus dem Amerikanischen von Annette Kleinhorst. © Diogenes Verlag AG, Zürich
Grond E (1978) Praxis der psychischen Altenpflege. Werk-Verlag Dr. E. Banaschewski, München
Gutl M (1996) In vielen Herzen verankert. Styria, Graz
Hanh T N (1991) Ich pflanze ein Lächeln. Der Weg der Achtsamkeit. Goldmann, München
Hanh T N (1998) Nenne mich bei meinen wahren Namen. Herder, Freiburg
Hesse H (1992) Freude am Garten. © Insel Verlag, it 1329, Frankfurt/M.
Hesse H (1995) Jeder Mensch ... In: Hitsch C, Matthiessen J, Richter T Die Kunst als Quelle der Pädagogik. Urachhaus, Stuttgart
Husebö S, Klaschik E (1998) Palliativmedizin. Springer, Berlin
Igsl – Internationale Gesellschaft für Sterbebegleitung und Lebensbeistand (o. J.) In der Hand eines anderen sterben: Bitten eines Sterbenden, Bingen
Jung N, Haas M (1993) Welche Signale sendet der andere? Die Körpersprache wahrnehmen und verstehen. Südwest, München

Kafka F (1973) Brief an den Vater. In: Politzer H. (Hrsg.) Das Kafka-Buch. Fischer, Frankfurt/M.
Kaiser R (1996) Die Erde ist uns heilig. Verlag Herder, 4. Auflage, Freiburg/Breisgau
Kaplan L (1981) Die zweite Geburt. © Piper Verlag GmbH, München
Kitzinger S, Nilsson L (1993) Ein Leben beginnt. Orbis, München
Klein M (1972) Das Seelenleben des Kleinkindes und andere Beiträge zur Psychoanalyse. Rowohlt, Reinbek/Hamburg
Klein P (1993) Tanztherapie. Ein Weg zum Ganzheitlichen Sein. Pfeifer, München
Koch U, Schmeling C (1982) Betreuung von Schwer- und Todkranken. Urban & Schwarzenberg, München
Koeppen-Weber D (1998) Alta Major. Econ, Düsseldorf
Korecic J (1999) Pflegestandards Altenpflege. Springer, Heidelberg
Kübler-Ross E (1990) Leben bis wir Abschied nehmen. Gütersloher Verlagshaus Mohn, Mainz
Kübler-Ross E (1990) Verstehen was Sterbende sagen wollen. Gütersloher Verlagshaus Mohn, Mainz
Kübler - Ross E (1996) Interviews mit Sterbenden. Gütersloher Verlagshaus Mohn, Mainz
Langer I, Schulz v. Thun F, Tausch R (1981) Sich verständlich ausdrücken. München 1981
Leboyer F (1999) Sanfte Hände. Kösel-Verlag, München
Leboyer F (1991) Das Fest der Geburt. Kösel-Verlag, München
Lindbergh A M (1955, 1990) Muscheln in meiner Hand. © Piper Verlag GmbH, München
Liedloff J (1982) Auf der Suche nach dem verlorenen Glück. C. H. Beck, München
Macrae J (1995) Therapeutic Touch – Kontaktheilung – Die heilsame Berührung. Aquamarin, Gräfing
Mahabharata (o. J.) Quellen der Stille. Leobuchhandlung, St. Gallen
Mahler M, Pine F, Bergman A (1980) Die psychische Geburt des Menschen. Fischer, Frankfurt/M.
Malson L, Itard J, Mannoni O (1972) Die wilden Kinder. Suhrkamp, Frankfurt/M.
Michael R (1995) Was kränkt, macht krank. Kindler, München
Michaels A (1997) Fluchtstücke. Berlin Verlag, Berlin
Mittlinger K (1989) unter dem eis überleben die fische. Styria, Graz
Mittlinger K (1998) Unveröffentlichte Gedichte. Graz
Mittwer H (1998) Zauber der Blumen – Ritual der Schönheit. Herder, Freiburg/B.
Molcho S (1992) Körpersprache der Kinder. Mosaik, München
Molcho S (1984) Körpersprache © Mosaik Verlag, München, in der Verlagsgruppe Bertelsmann GmbH
Molcho S (1998) Körpersprache im Beruf. Goldmann, München
Molcho S (1998) Partnerschaft und Körpersprache. Goldmann, München
Montagu A (1974) Körperkontakt. Konzept der Humanwissenschaften. Klett-Cotta, Stuttgart

Montagu A (1997) Körperkontakt. In: Zeitschrift Altenpflege 3
Nadolny S (1983) Die Entdeckung der Langsamkeit. Piper, München
Nadolny S (1990) Selim oder die Gabe der Rede. © Piper Verlag GmbH, München
Nelson D (1996) Die Kraft der heilsamen Berührung. Kösel-Verlag, München
Neruda P (1984) Ich bekenne ich habe gelebt. © Luchterhand, München
Nooteboom C (1993) Die folgende Geschichte. © Suhrkamp Verlag, Frankfurt/M.
Oerter R, Montada L (Hrsg) (1995) Entwicklungspsychologie. Beltz, Weinheim
Osborn C, Trilling A (1997) Erinnern. Biographische Arbeit mit älteren Menschen. Lambertus, Freiburg/B.
Pampalucchi-Wick J (1997) Kommunikation im System des Kranken. In: Fässler-Weibel P (Hrsg) Sterbende Verstehen lernen. Paulus, Freiburg/B.
Petzold H (1991) Die Behandlung und Aktivierung alter Menschen durch Integrative Tanz- und Bewegungstherapie. In: Willke E, Hölter G, Petzold H Tanztherapie- Theorie und Praxis. Junfermann, Paderborn
Philbert-Hasuchak S (1999) Pflege-Prozeß-Standards. Springer, Berlin
Piaget JP (1975) Gesammelte Werke. Studienausgabe. Klett-Cotta, Stuttgart
Ploier E (1989) Gesprächsleitung. Veritas, Linz
Portmann A (1951) Biologische Fragmente zu einer Lehre vom Menschen. Basel
Quellen der Stille (o. J.) Chinesische Weisheit. Leo-Buchhandlung, St. Gallen
Reichelt F (1990) Atem, Tanz & Therapie. Brandes & Apsel, Frankfurt/M.
Richter HE (1974) Lernziel Solidarität. Rowohlt, Reinbek/Hamburg
Richter HE (1984) Zur Psychologie des Friedens. Rowohlt, Reinbek/Hamburg
Rilke RM (1994) „Ich fürchte mich so vor der Menschen Wort ...". In: Oskar Werner spricht Rainer Maria Rilke. Reverso Musikproduktions Ges. m.b. H., Wien
Rogers C (1979) Entwicklung der Persönlichkeit. Klett-Cotta, Stuttgart
Rogers C, Rosenberg RL (1980) Die Person als Mittelpunkt der Wirklichkeit. Klett-Cotta, Stuttgart
Rosenmayer H (1993) Vorwort zu „Ausbruch in die Menschenwürde." In: Feil N Altern & Kultur, Wien
Ruhe HG (1998) Methoden der Biografiearbeit. Beltz, Weinheim
Sachs N (1969) Ausgewählte Gedichte. © Suhrkamp, Frankfurt/M.
Sacks O (1987) Der Mann, der seine Frau mit einem Hut verwechselte. Rowohlt, Reinbek/Hamburg
Saint-Exupery A de (1950 und 1998) Der Kleine Prinz. © Karl Rauch Verlag, Düsseldorf
Satir V (2001) Mein Weg zu dir. Kontakt finden und Vertrauen gewinnen. Kösel-Verlag, München
Satir V (1975) Selbstwert und Kommunikation. Familientherapie für Berater und zur Selbsthilfe. Aus dem Amerikanischen von Maria Bosch und Elke Wisshak. © 1972 by Science and Behavior Books, Inc. Pfeiffer bei Klett-Cotta (Reihe Leben lernen Nr. 18), Stuttgart
Sayre-Adams J, Wright SG (1997) Therapeutische Berührung in Theorie und Praxis. Ullstein, Berlin

Schäfer S (1997) Sterne, Äpfel und rundes Glas. Mein Leben mit Autismus. Freies Geistesleben, Stuttgart
Schenk-Danzinger L (1996) Entwicklungspsychologie. Öbv+hpt Verlagsgesellschaft, Wien
Schmidt U (1998) Ein Ohr haben für die Stimmen in sich. Unveröffentlichter Text, Graz
Schulz v Thun F (1981) Miteinander reden 1, © Rowohlt Taschenbuch Verlag, Reinbek/Hamburg
Schumacher K (1995) Der Körper als Beziehungsinstrument. In: Beiträge zur Musiktherapie. Bd. I. Freies Musikzentrum, München
Schumacher K (1999) Musiktherapie und Säuglingsforschung. Peter Lang Europäischer Verlag der Wissenschaften, Frankfurt/Main
Sellin B (1993) Ich will kein inmich mehr sein. Botschaften aus einem autistischen Kerker. Kiepenheuer & Witsch, Köln
Siegel EV (1988) Tanztherapie. Konzepte der Humanwissenschaft, Klett-Cotta, Stuttgart
Silesius A (1657) Das Rad. In: Cherubinischer Wandersmann. Sammlung von Sinnsprüchen
Sitzmann F (1998) Pflegehandbuch Herdecke. Springer, Heidelberg
Specht H (1999) Korbstuhl. In: Specht H (1999) Fingererfahrungen. Unveröffentlichte Texte zu einer Fotoserie. Graz
Specht L (1999) Und irgendwann ein Eingeständnis. Unveröffentlichter Text, Graz
Specht-Tomann M (1999) Fallbeispiele. Unveröffentlichte Texte, Graz
Specht-Tomann M, Tropper D (1998) Zeit des Abschieds. Patmos, Düsseldorf
Starobinskis J (1991) Kleine Geschichte des Körpergefühls. Fischer, Frankfurt
Steindl-Rast D (1988) Die Achtsamkeit des Herzens. Alle Rechte an der deutschsprachigen Ausgabe beim Wilhelm Goldmann-Verlag, München, in der Verlagsgruppe Bertelsmann GmbH
Stern DN (1992) Die Lebenserfahrung des Säuglings. Klett-Cotta, Stuttgart
Stern DN (1979) Mutter und Kind. Die erste Beziehung. Klett-Cotta, Stuttgart
Stern DN (1991)Tagebuch eines Babys. Piper, München
Strohal E. (1990) Ernstnehmen. In: Strohal E (1990) Fang nochmal an. Spuren ins neue Leben. Verlag am Eschbach, Eschbach
Tausch R, Tausch AM (1979) Erziehungspsychologie. Hogrefe, Göttingen
Tausch R, Tausch AM (1979) Gesprächspsychotherapie. Hogrefe, Göttingen
Tausend und eine Nacht. Nachträge. Der weise Heykar. In: Geduld – die Kunst des Wartens (1994) Elster, Bühl-Moos
Trilling A (1997/3) Erinnerungen zum Geschenk machen. Zeitschrift Altenpflege
Tropper D (1999) Fallbeispiele. Unveröffentlichte Texte, Graz
Tropper E (1998) Unveröffentlichte Gedichte, Graz
Ungerer T (1975) Das große Liederbuch. Diogenes, Zürich
Watzlawick P (1982) Wie wirklich ist die Wirklichkeit? Piper, München
Watzlawick P (1983) Anleitung zum Unglücklichsein. Piper, München
Watzlawick P (1988) Münchhausens Zopf. Piper, München

Watzlawick P et al. (1974) Menschliche Kommunikation. Formen, Störungen, Paradoxien. Huber, Bern

Watzlawick P, Beaven JH, Jackson DD (1996) Menschliche Kommunikation. Huber, Bern

Wiechert E (o. A.) Am Abend eines Lebens ... Quelle unbekannt.

Wigman M (1991) Sprache des Tanzes. In: Willke E, Hölter G, Petzold H (Hrsg) Tanztherapie – Theorie und Praxis, Junfermann, Paderborn

Willke E, Hölter G, Petzold H (1991) Tanztherapie – Theorie und Praxis, Junfermann, Paderborn

Wirsing K (1997) Psychologisches Grundwissen für Altenpflegeberufe. Beltz, Weinheim

Woolfson R (1997) Kinder und ihre Körpersprache. Herder, Freiburg/B.

Zöller D (1989) Wenn ich mit euch reden könnte. Scherz, Bern

Stichwortverzeichnis

Druck: Saladruck Berlin
Verarbeitung: Buchbinderei Lüderitz&Bauer, Berlin